周氏养生保健

手书集萃

（上册）

周尔晋 著

合肥工业大学出版社

图书在版编目(CIP)数据

周氏养生保健手书集萃(上、下册)/周尔晋著．—合肥：合肥工业大学出版社，2010.4(2020.4 重印)

ISBN 978-7-5650-0177-2

Ⅰ．周…　Ⅱ．周…　Ⅲ．①养生(中医)—基本知识②保健—基本知识　Ⅳ．R212　R161

中国版本图书馆 CIP 数据核字(2010)第 061827 号

特约校对　丁黎华　程　平　汤中华　陈　颖

周氏养生保健手书集萃(上、下册)

周尔晋　著　　　责任编辑　疏利民　　　特约编辑　郑树安

出　版	合肥工业大学出版社	**版　次**	2010 年 4 月第 1 版
地　址	合肥市屯溪路 193 号	**印　次**	2020 年 4 月第 4 次印刷
邮　编	230009	**开　本**	710 毫米×1000 毫米　1/16
电　话	总　编　室：0551-62903038	**印　张**	47　　**彩　插**　0.5
	市场营销部：0551-62903198	**字　数**	620 千字
网　址	www.hfutpress.com.cn	**印　刷**	合肥现代印务有限公司
E-mail	hfutpress@163.com	**发　行**	全国新华书店

ISBN 978-7-5650-0177-2　　　定价：60.00 元

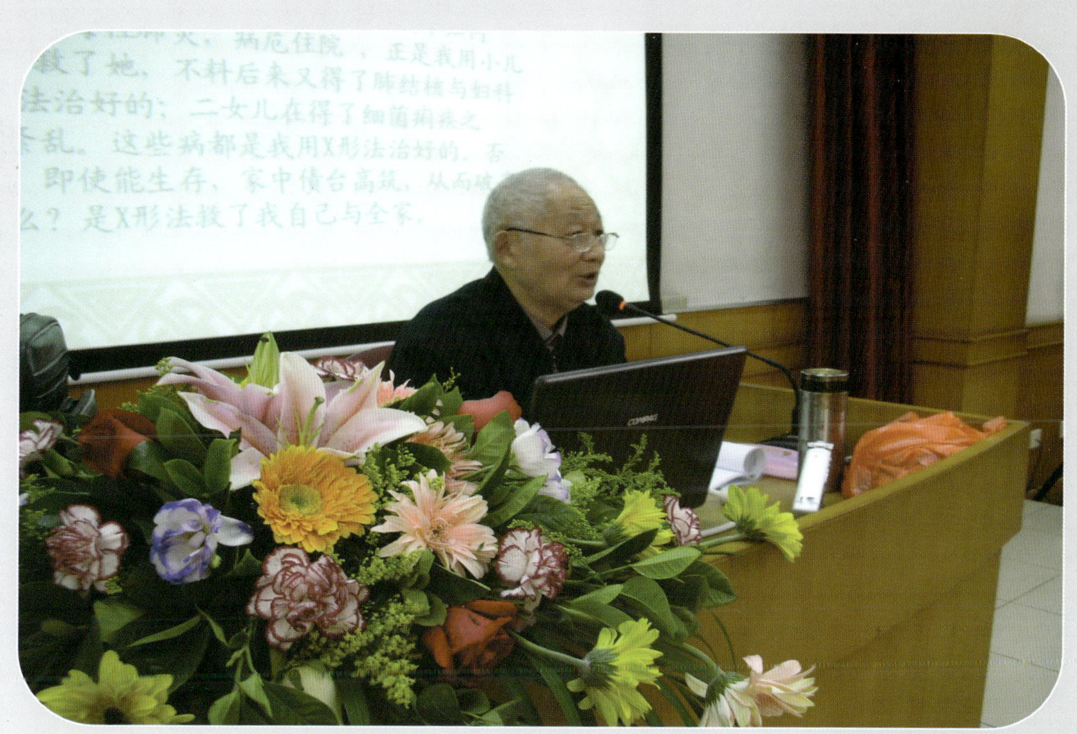

鲜花事业掌声多（周尔晋先生在作报告）

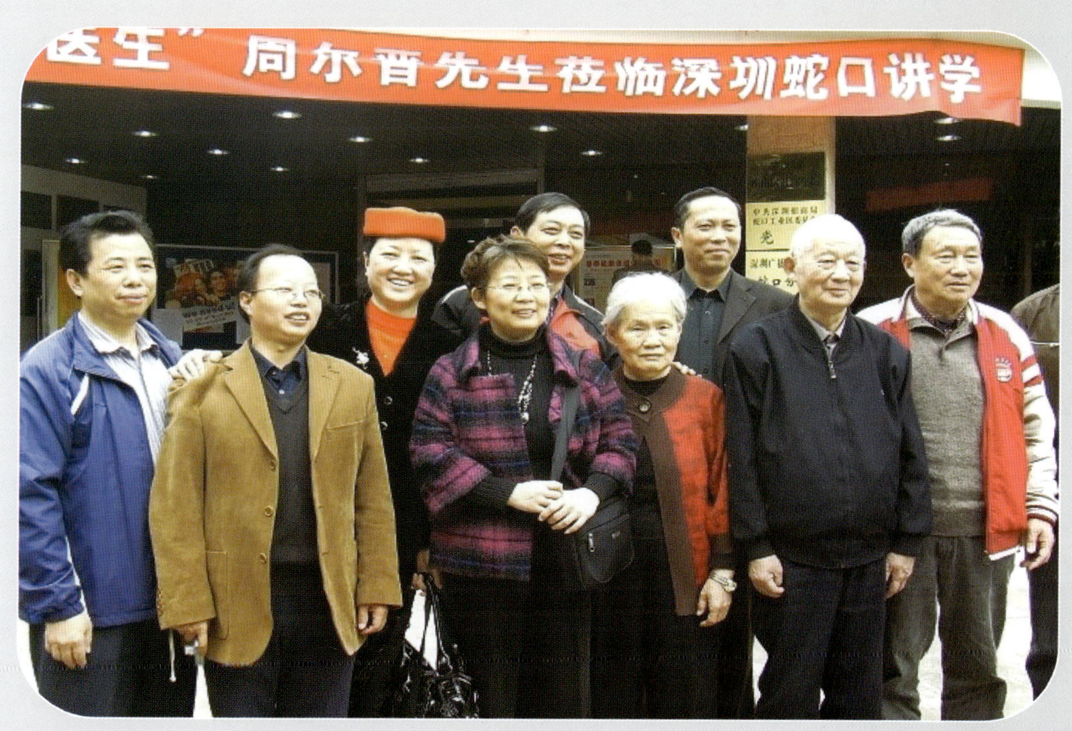

“人体×形平衡法”第四届全国交流大会讲师团成员

（右起戴仁浩　周尔晋　宣　宾　冯兴华　刘克云　马　珺　陈必佳　疏利民　陈奕中）

第四届X形平衡法学術研討會圓滿成功
利世法寶

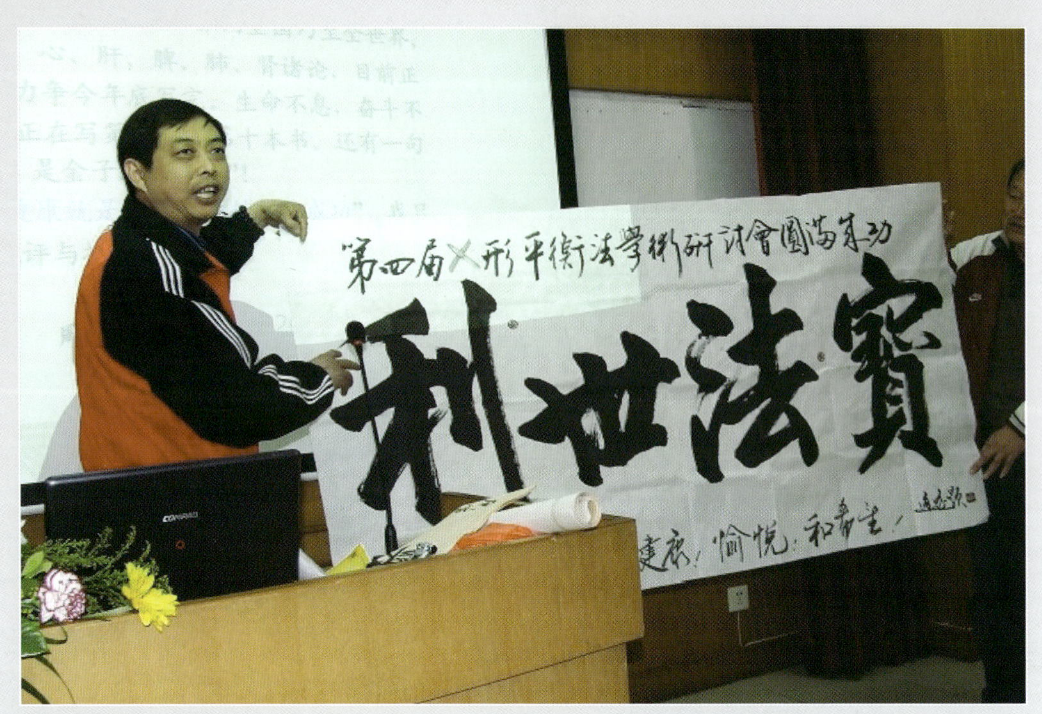

93岁的逍遥先生题字祝贺交流大会圆满成功（图为刘克云向大家展示墨宝）

深圳蛇口
妙手仁心 悬壶济世
无私奉献 当代济公
周尔晋先生

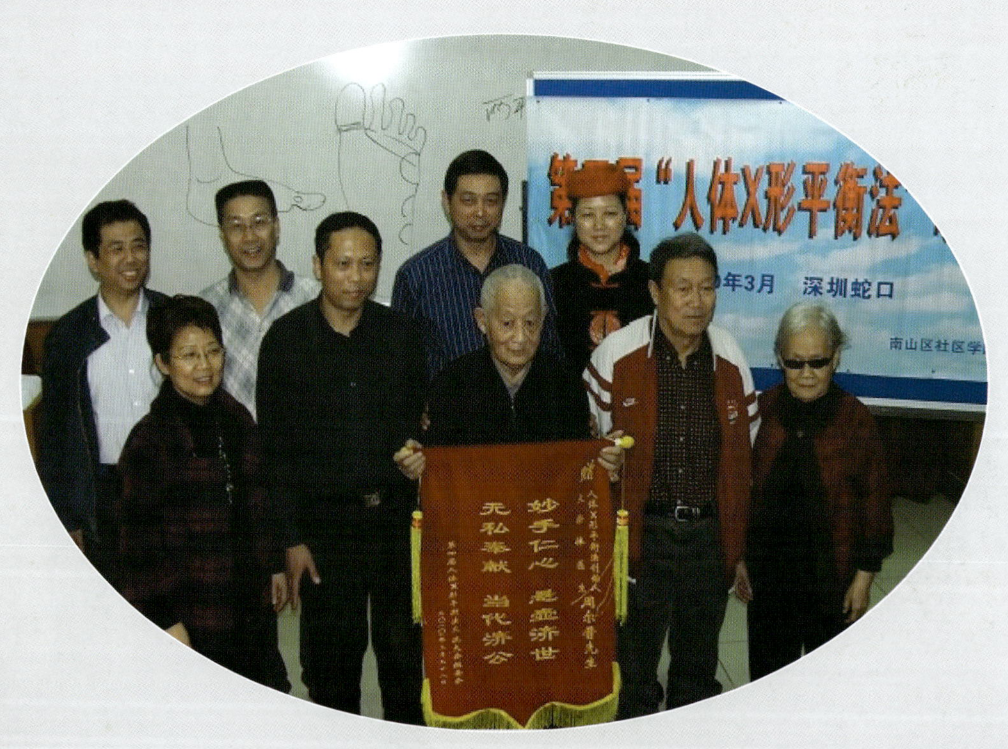

大会组委会向周尔晋先生赠送锦旗

学×形，用×形，一不小心成专家 ➡

（牛先明，我是农民我肯学）

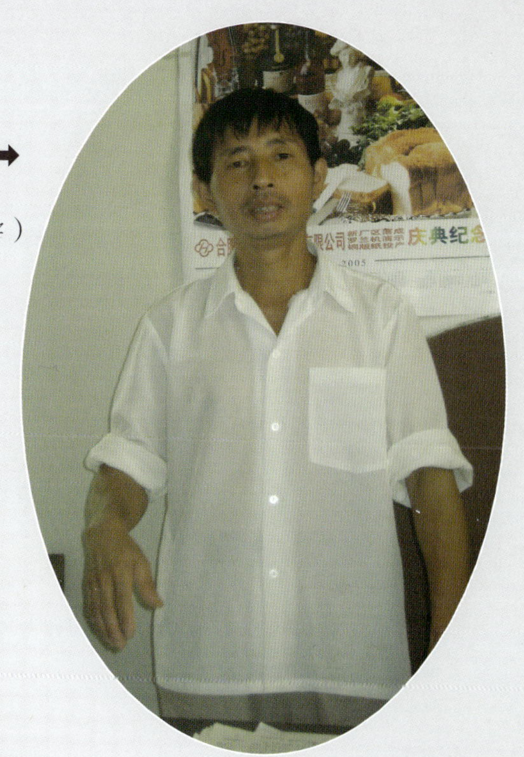

⬅长期用×形，手到病自除

（冯兴华，有 40 多年的临床经验）

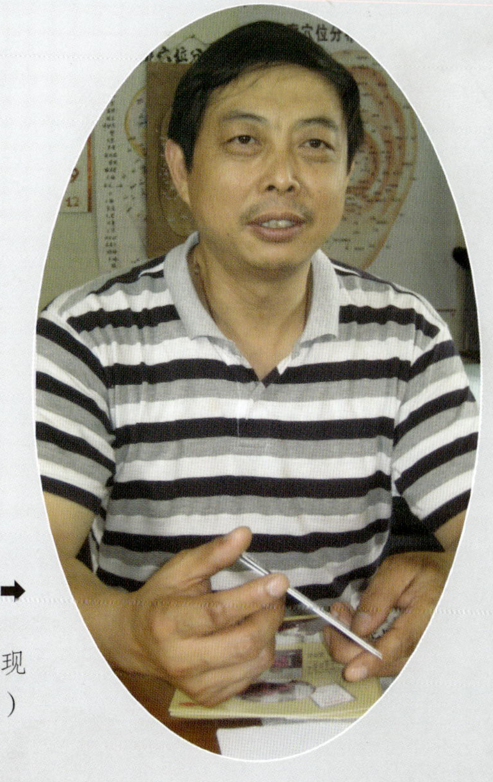

我用×形我疯狂，×形助我事业强 ➡

（刘克云，曾任世界冠军刘翔的保健医生，现任“杂交水稻之父”袁隆平的私人保健医生）

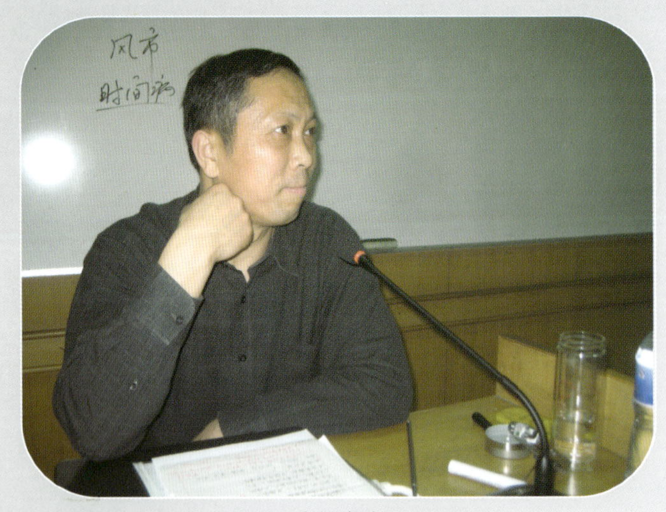

小菜一碟说×形
辨证施治有妙招

（宣宾）

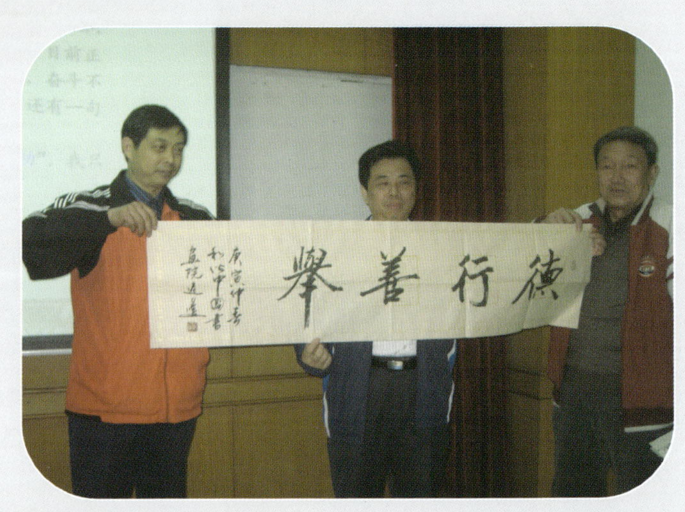

群众的眼睛最明亮

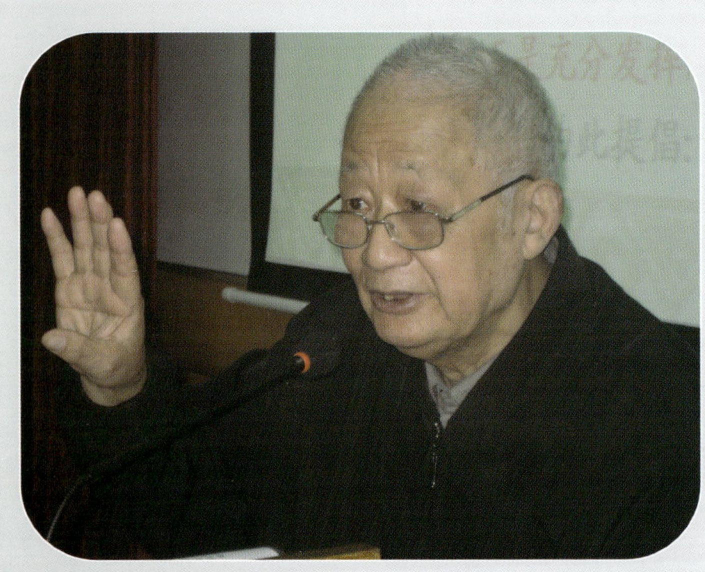

将×形进行到底

（周尔晋）

我高兴，我组织
您事业，我支持

（左为罗先连）

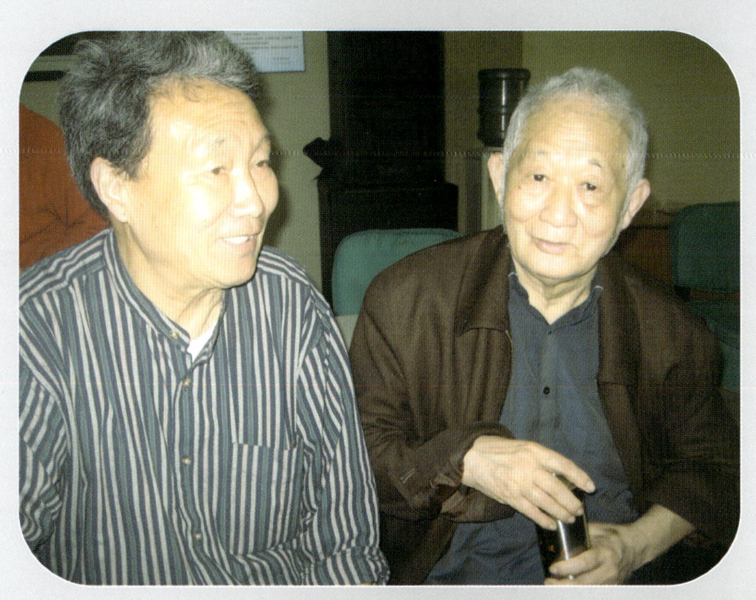

黄金搭档
铿锵组合

（右为周尔晋，左为戴仁浩）

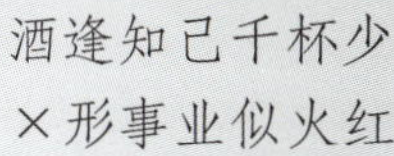

酒逢知己千杯少
×形事业似火红

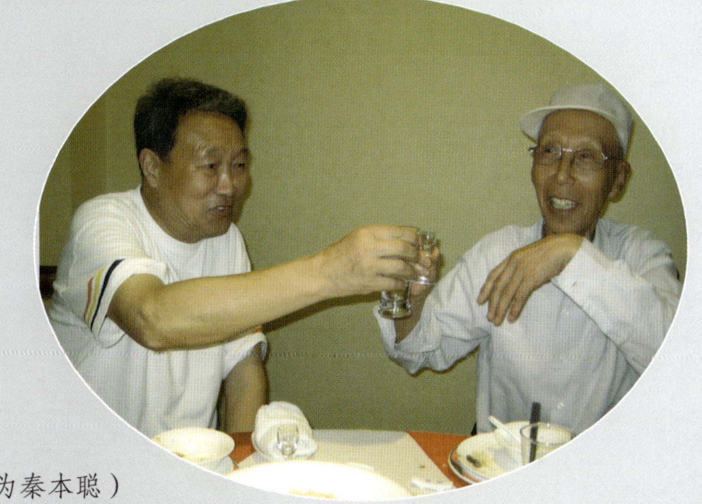

（左为戴仁浩，右为秦本聪）

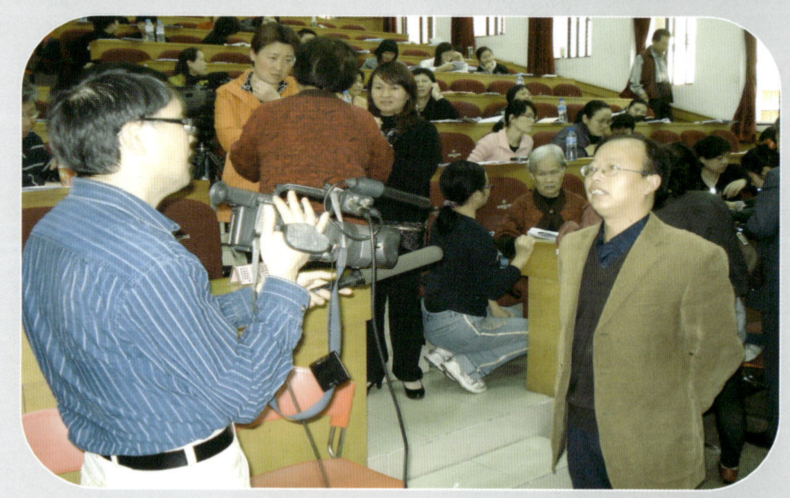

开会间隙
记者采访

（右为责任编辑疏利民）

用心学×形
我写大家记

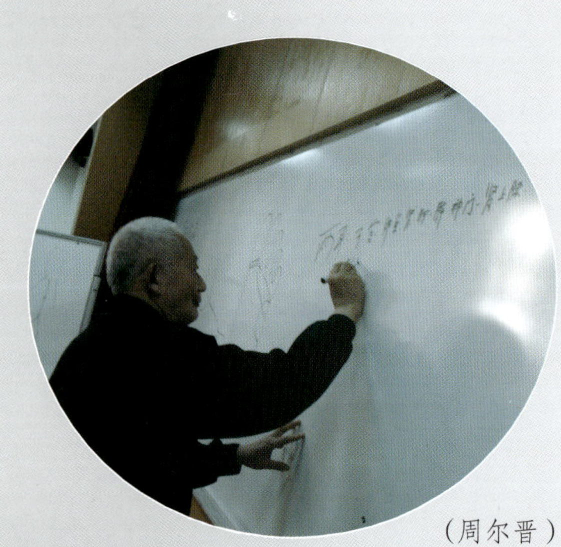

（周尔晋）

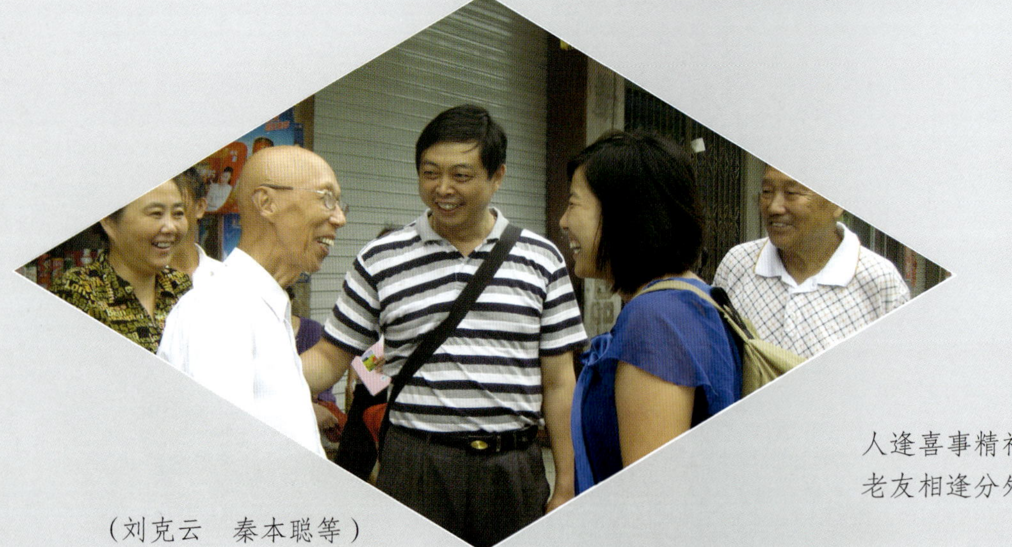

人逢喜事精神爽
老友相逢分外亲

（刘克云　秦本聪等）

性命之基

孔子曰："一阴一阳之谓道，仁者见之谓之仁，智者见之谓之智，百姓日用而不知，且夫造化二五，陶铸百物，象形虽殊，体本无二，莫不定阴阳之位，构真乙之精，顺施化之理，定性命之基，故曰天地氤氲，万物化醇，男女构精，万物化生，如斯而论，可谓本末兼该，上下俱尽矣，故天不变道亦不变，道不变则体是道者亦可不变，而长生久视之道，端在于此。"

（注：阴阳为性命之基，应予重视，重中之重也）

2005年元月三十一日抄　周尔晋

一根火柴棒，两个手指头，花一点闲工夫，打造健康人生。

一位耄耋老人，倾其毕生精力，写就八本医书，尽显中医神奇。

有空上上网，百度疏利民，开心大世界，康乐喜无穷。

——责任编辑疏利民敬告广大读友

X形法综合治疗腿抽筋

治疗腿抽筋取穴要领：(一)耳穴：相应部位、神门、肝、枕、肾上腺、脾。(二)手穴：相应部位、神门、肝、后头点、脾、头顶点。(三)X形体穴：依X形取健侧手臂相应高斗点。或双阳陵泉双曲池。按摩要领：用牙签圆头或小棒强压耳穴指穴而不揉。体穴用指或棒强压而不揉。重点穴相应部位、肝压六到十分钟。其他穴压三到五分钟。体穴压八到十分钟。以一个月为一疗程。可压两到三个疗程。自下而上捏脊。

2008年五月一日　周尔晋

你健康，我快乐。

帮助别人，快乐自己。

好方法大家一起分享，你是自己最好的医生。

——责任编辑疏利民敬告广大读友

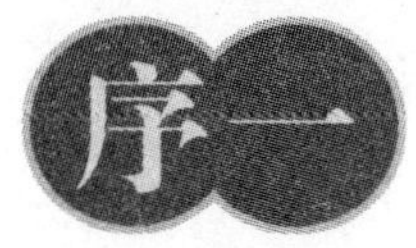

一块"敲门砖"

我已到了生命的冬天，只想"度日如年"，不愿"度年如日"。也就是说，我要珍惜分分秒秒的宝贵时间，把一天当成一年来认真度过，决不允许浪费时间。我自学中医40余年，有些心得，我自认是我的宝贵精神财富，在我心目中，物质财富是有价的，精神财富是无价的。

当我写完三本书，即"人体药库学三部曲"，还打算写人体生态平衡系列时，我突发重病，冠心病、糖尿病、高血压一起来了。当死神的魔影笼罩着我的时候，我一面用×形法与病魔搏斗，一面暗下决心，我要将我的墨迹留传后人，每天写一篇三五百字的短文，长期坚持，决不放弃，直到生命终止。如若出版就取名为《周氏养生保健手书集萃》。我的书法虽然拙劣，但字迹清楚，人人识得，其内容包括三个方面：一是我国历代医家乃至诸子百家关于养生保健的精辟论述；二是介绍被我誉为帝穴的手穴治病要领；三是介绍我的×形法综合治病与传统穴位×形配穴治病。我对自己要求不高，还是一句老话："写出来就是胜利，是金子总会发光。"

世间学问千百种，其实只有两大类：一是保护自己的学问；二是发展自己的学问。无论何时何地，保护自己的学问都是第一位的，可惜人们不明此理；我们只有一个地球，他们却在破坏地球，我们只有一次生命，他们却在破坏体内的生态平衡，乃是慢性自杀。科学繁荣了现代文明，但科学又在毁灭人类自己，以"人体药库"为特征的中医学，是研究如何保持人体生态相对平衡、保证健康与生命的学问，也是拯救我们人类个体乃至整个世界的最好的学问。

本书将作为一块敲开中医大门之砖，送给有志于学习中医的人们，尽我寸心，于愿已足，死可瞑目了！

作者

2009 年 5 月 28 日

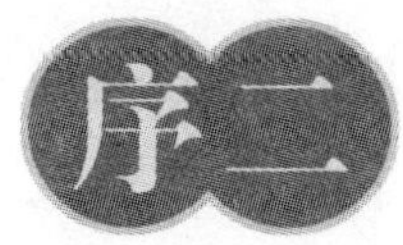

周尔晋在全国“人体×形平衡法”第三次交流会上的讲话

各位领导、各位朋友，女士们、先生们：

首先感谢大家给我这次宝贵的发言机会，感谢厦门组织会议的邓女士、薛女士、罗先生，特别感谢戴仁浩先生的穿针引线，感谢所有前来参加会议的朋友们。我是一个业余自学中医、自病自医的患者，我不是医生，却有一个“火柴棒医生”的美名，我非常喜欢这个名字。火柴棒何其轻贱，而火柴棒的燃尽自己照亮他人的奉献精神，又何其伟大而崇高！我过去是现在是而且永远是人民手中的“燃尽自己、照亮他人”的火柴棒。这次会议应是一个回报会、学习会、研讨会与交流会，欢迎大家批评与指正。

一个到我家咨询的外国客人问我：“你不是医生，也无名师指导，没有上过正规的医药学校，也算不上家传，你的人体×形平衡法是怎样产生的呢?”我的回答很简单：一是我幼为父弃，被划右派，文革挨斗，妻子早逝，吃尽千般苦，得了一身病，被病魔与死神逼上“梁山”，自学中医，自病自医而误入医门的。没有我的坎坷人生，没有严重病魔的折磨，也就没有今天的我。二是我祖父周正升是当地名医，我受其影响而热爱中医，对《黄帝内经》中的“缪刺论”十分感兴趣，以“上、下、左、右、中”为纲进行研究。可以说没有缪刺论，就没有×形法。三是一个几乎闯上弥天大祸的故事，震撼了我同时也启发了我。一对乞丐夫妻，带了三个孩子，我为其夫治病，在其手上扎了四根小针他即休克，停止呼吸，也无脉搏，经紧急抢救才苏醒，我差点送了他的小命，毁灭一个家庭，我也险些进了牢房。他天天嗳气不止，心病发为噫，乃是一个严重的心脏病患者。我知晓手代表心脏，是人的要害处，是不宜扎手针的，便萌发新念，要找一种方法代替扎针治病。安全乃是治病的首要问题，火柴棒医生的念头也就是从这里萌发的。四是实践与时间是最好的两位老师，我就是在长期为农民义务治病的实践中，萌生与形成了人体×形平衡法。大队有个杨会计，他的脚气病长达 10 余年，脚肿得无法穿鞋，且流黄水，我用×形原理取点，在其左、右手的 8 个叉中贴基部共扎 16 根小针，留针半小时，只用两次，就彻底治好了他的顽症。现在不用针，只要左病右治，右病左治，用手指压在手叉中就好，哪个脚叉有病就压相对的手叉，全有病全压，一个星期，再顽固的脚气病也可治好。第二例是一位妇女的刀伤左手食指基部，当时刀伤见骨，3 个半月用药不愈，手背肿似馒头，食指弯曲硬如钩，眼看已致残。我当即在右脚次趾与食指刀伤的相应部位扎了一根针，运转 5 分钟，留针半小时，只扎一次针，第二天肿消失，食指活动正常，后来彻底痊愈。此例意义重大，适用于战争与各种伤害。但针法不易为群众掌握，如何用指压、棒压代替扎针，已成为我攻克的首要目标。第三例就是采用指压法，一男子右脚内外踝扭伤肿痛，其妻用牛运送到我处，依×形原理，我在他左手大鱼际下端找到了最痛点，也即高升点，指压8～10分钟，当即止住痛苦，基本痊愈。他骑牛而来，牵牛而去，不过15分钟，此例意义十分重大。×形法愈重伤于顷刻，乃是人间之奇迹，更由于用指压而不用针，大可以加以普及，为人类造福无穷，奉献巨大。从此我走上不用针、不用药、不花费一分钱、用×形平衡法为人民治病之路。第四例是为孕妇治疗坐骨神经痛，此孕妇每怀孕必需卧床10个月，医生诊断为胎儿压迫坐骨神经，此孕妇是左侧有病，我就运用×形法，在她的右侧肩后肩下找到“高升点”，指压15分钟左右，即治愈了她的病，立即下床包饺子请我吃，第二天我去复治一次，就这两次，彻底治好了她的病。一则坐骨神经痛是中西医之疑难病，二则胎儿压迫坐骨神经之说是西医之诊断，不用花钱速治坐骨病是×形法神奇处，也是中医胜于西医的生动事例，更增强了我对研究与推广×形法的信心。第五例是个60岁老汉，严重卧床3个月的腰椎间盘突出症，他的亲侄儿在第二天要结婚，他希望能治愈参加婚礼，这可是个难题，我依照大×形原理，在他的两臂两腿后侧中部，共找到四个“高升点”，在每个点上强力指压15分钟，奇迹出现了，他居然基本痊愈下床了，亲自主持了他侄儿的婚礼。此例又是疑难之症，把不可能变为可能，×形法可成为疑难症之克星。在农村缺医少药的恶劣条件下，其病相对地易治，而在城里在医药泛滥情势下，就要按疗程来治。×形法依此例已走向治疗复杂病之阶段，故意义重大。第六例是一妇女产后宫缩痛，因第二胎是我用耳针治疗的，第三胎比第二胎更为严重，耳针已不能奏效，我在其双脚外踝前找到两个“高升点”（后我定名为女福穴）。指压8～10分钟，不但立即止痛，小便也畅通了，其病痊愈了。此穴后来证明可通治妇女各类痛症，包括月经痛、子宫内膜异位症以及腰椎病、瘫痪症。故此穴可为妇女创造幸福之宝穴，其意义重大还在于乃是×形平衡法向内脏进军的起点，对×形平衡法治疗各种内脏与脑病，有特殊重要的意义。第七例，是我用火柴棒压耳穴速治严重菌痢的事例，可以说是创造了治菌痢速效的记录。一个有习惯性流产倾向的孕妇，严重菌痢两月余，生命奄奄一息，在无法针灸的困难面前，我第一次用一根火柴棒，在她的双耳上颌、下颌部位，找到了两个“高升点”，加大肠、小肠、神门、肾上腺、内分泌、皮质下、枕等穴位，重点穴上颌、下颌压3～5分钟，一般穴位压1～2分钟，只一次施压，半个多小时，治好了孕妇的菌痢，保证母子平安。当晚我睡她家，第二天清晨复压一次，这顽固而严重的病就此好了。第三天，我用同样方法，治好了一位70余岁老妇的急性菌痢，也是一次痊愈。从此，我就放弃针灸，用火柴棒或牙签圆头为人们压耳穴与手指穴。用指或木棒压体穴，×形平衡法一步步成长与成熟起来，其安全、速效、长效、简单、容易的优越性，显示了中医的伟大与神奇，人们称我为“周神针”和“万病一针”，我很快就扬名全县了。

人是要不断醒悟的，醒悟一个真理，在一念之间就可以创造人间奇迹来。我遇见一个18岁的在地上爬行的少女，她说她已爬行14年了。我见她发育还好，只是站不起来，我忽然萌生一念，大脑皮质下是人体的总指挥部，指挥部不能通过腰椎指挥双腿，故而只能爬行。大胆决定义务为她治疗，取双耳扎耳针，取穴皮质下、腰椎、神门、肾上腺、颈椎、枕、髋、心、肾、脑干、肩。弱刺激，留针1小时。20天之后，奇迹出现，该女终于可以站立行走。这个事例，轰动全县，8个公社的人找我治病，每天接待200余人，长达3个半月。直到今天我还非常重视人体总指挥部皮质的伟大而神奇的作用。不仅是对脑性瘫痪，对其他各种慢性病，也同样有决定性作用。一个中医真理之悟，不仅影响我的一生，也能为社会为人类造福。而我的人体×形平衡法，就正是在这个总指挥部的指挥与影响之下去完成其使命的，离开这个总指挥部，就没有“人体×形平衡法”。

人体×形平衡法、人体药库学与人体生态平衡论是三而一、一而三的关系，是紧密地联系在一起的。×形平衡法像一条红线贯穿其始终。×形是形式，平衡是内涵，×形是人体健康之密码，是打开人体药库的钥匙，人体药库是×形法施展神奇与奥妙的最佳土壤，而其目标乃是实现人体生态的相对平衡，从而达到健康与长寿，三者是缺一不可，故我要把三者放到一起来讲。

先讲人体×形平衡法，它来源于《黄帝内经》中的“缪刺论”：“夫邪客大络者，左注右，右注左，上下左右，与经相干，而布于四末，其气无常处，不入于经俞，命曰缪刺。”其中提出了“上、下、左、右”四个字。我研究后，加了一个“中”字，我毕生研究这五个字，从而创造了“人体×形平衡法”，其总口诀是：“上部有病下部平，下部有病上部平，左部有病右部平，右部有病左部平，中间有病四边平，四边有病中间平，找到低沉高升点，平衡神力诸疾平。”一定要记住与理解这个总口诀，才能理解与运用×形法。所谓上下左右中，也是指人体的心、肾、肺、肝、脾。心火性向上，故为心火；肾水性向下，故为肾水；左为肺金，右为肝木，中为脾土。七字纲：阴阳金木水火土，乃为中医之精华。而以阴阳为总纲，在此基础上讲人体×形平衡法。

我这个“中”字加得好，有画龙点睛之妙，非常重要，非常必要，而“中”字诀在×形平衡法中，又占有非常重要的位置。后来我又提出：心为皇帝，肾为皇后，肺为宰相，肝为将军，脾为人民大众，前四脏为上层建筑，而脾则为经济基础。离了这个基础，上层建筑就垮台了，所以这个“中”字是绝对不可少的。我们尊崇古训，但一定要有新的发现与发展，这里我把“中”字加进去，一则就完整地体现了人体的五种不可缺少的物质；二则“中”字诀在保健治病中的作用是非常的神奇，甚至有医治百病的作用。例如捏脊是捏督脉，在背部的中线就可医治百病。再如神阙穴，此穴位于人体的最中部，也有治百病的作用。“中”字的妙用还体现在人体有以下的穴位是百病皆治的。一是百会穴（在头顶中部）；二风府穴（在后颈窝中部）；三是足三里（在腿前侧中部）；四是涌泉穴（在足底前侧中部）；五是膏肓穴（在后背中部）。把“中”字抓住了，也就把保健的关键抓住了，分别不同情况，坚持长期压穴，再顽固的病也是可以治好的。

什么是人体×形平衡法呢？它是人体生命的密码，也是人体治病与保健的密码。称之为密码，乃是毫不过分而当之无愧的。×形是指它的外形，平衡是指它的内涵。综合说来是一线两点两力三包容，因为是研究低沉点与高升点的学问，我曾简称为“高低医疗学”。一线指的是相对平衡健康线，两点是指病变低沉点与相应高升点，两力指普通平衡力与神奇平衡力，三包容是指“人体药库学”、“天人合一观”与“人体生态平衡论”。

以下我讲七个要点：

一是人体相对平衡健康线。这个一线，是×形平衡法的基础，也是起点，没有这个一线，就没有×形平衡法，就谈不上什么病变低沉点与相应高升点。其作用具体表现在三个方面，一是只讲一线，是高度的化繁为简，高度的综合，便于人们掌握，并不排斥人体 14 条经络线的作用，也不是取消 14 条线，这是要特别声明的。这一条线并没有特定的位置，它可以在传统的经络上出现，也可以在不是经络的位置上出现，视不同的病情，而有不同的位置；二是通俗而大众化地说明问题，便于人们的理解与掌握；三是科学地阐明了健康的新标准。保持此线就是相对健康之人，失去此线就失去了健康，这是中医所未曾提出的新论点，是我所独创的见解。人体不平衡是绝对的，平衡是相对的，健康也只能是相对的健康。保证健康就是要保证与保持这条相对平衡健康线，要注意保持心理、工作与生活、饮食的荤与素、夫妻性生活等的相对平衡，保持人体体内的阴与阳，以及人体体内心、肝、脾、肺、肾，也即火、木、土、金、水的相生与相克的相对平衡，便是相对健康的人。要以阴阳相对平衡为总纲，以心理相对平衡为重点，找出人体体内相对平衡的规律，运用好×形平衡法，积极而主动地调节与保持好体内与体外的相对平衡健康线，这一线乃是人体的生命线、健康线、长寿线，失去它就意味着疾病与死亡。

二是病变低沉点与相应高升点，这是在相对平衡健康线的基础上提出来的，乃中医所无而是我的一家之言。其一，既然不平衡是绝对的，平衡是相对的。那么人身有病乃是必然的，绝对无病之人是没有的，而当一端出现了病变低沉点，在另一端则必然出现相应高升点，只有在"高升点"上施加压力，促使高升点下沉，通过"大脑指挥中心"这个杠杆，促使另一端的病变低沉点上升，从而恢复了相对平衡健康线，其病也就痊愈了。这个问题十分重要，找到"相应高升点"，乃是治病的关键。治病的学问也即是研究相应高升点与病变低沉点的学问，故我把×形平衡法称为"高低医疗学"。其二，除了不在传统穴位出现的活性穴（暂名）高升点之外（也即是全身是穴，全身非穴的新观念）而在传统穴，含体穴、手穴、耳穴、脚穴，也常常是"高升点"出现的位置。病愈之后，这些"高升点"也同样消失了。其三，一定要准确地找到病变"低沉点"，这是首关，否则会无的放矢，形成攻击方向的错误。其四，一定要准确地找到"相应高升点"，这才是真正的关键所在，明确压穴即是压高升点，也即是“压相应高升点医疗法”。怎样识别相应高升点？一是要重视相应性，在身体外部的伤痛是很好寻找的，左臂找右腿，右臂找左腿，或右腿找左臂，左腿找右臂，前侧找前，后侧找后，左侧取左，右侧取右。例如，手大拇指与足大趾就是相应点，上病下取，下病上取，余则以此类推。形成全身无处不在、无处不包的严密的神奇的大保护网，把你严严实实地保护起来了，而且疗效神奇，顷刻奏效，不是仙丹，胜似仙丹。手颈与脚颈代表人体颈部，运用时可前侧取前，后侧取后，左侧取左，右侧取右，去觅取相应“高升点”，余则以此类推。而比较难取的是内脏病与脑部病的相应高升点，火性向上，故心与肺宜在手掌上与双臂双腿内侧上部去压痛取“高升点”；水性向下，故肾病可到脚上四、五趾后与腿、臂后下侧压痛取“高升点”；消化道病可在手或脚掌中部以及臂、腿前侧中下部压痛取高升点；肝病在手、脚掌中上部与臂、腿内侧中上部；胆病在手、脚背中上部与臂、腿外侧中上部压痛取“高升点”。大脑的相应高升点，可在两手两脚背去觅取，拇指、食指之后为前头相应点；食指与中指之间为头顶相应点；中指与无名指之间为偏头相应点；无名指与小指之间为后头相应点。脚穴可参照手穴去取。二是注意高升点的四个特征：一是不压不痛；二是压了特痛；三是渐渐减痛；四是病情变轻。个别情况下，有反弹现象，小反复是正常的，要坚持住，不要松懈。大反复是不正常的，最好要找出原因，采取有力的具体措施，而加以征服。

三是×形平衡与大脑杠杆论，耳穴为先锋论，耳穴、手穴、×形三者结合神效论。×形法是以大脑为杠杆的，许多慢性病都要从健脑入手，尤其是皮质下这个总指挥部更要充分发挥作用。一般说来前头分管神经系统与消化系统；皮质下除总管大脑以外，分管心、肺系统；偏头分管肝、胆系统；后头分管泌尿生殖系统。治这些系统的病，都要采用相关的脑穴，保健脑穴可以防病与抗病，有强健大脑的人，愈能发挥×形法的作用。耳穴代表肾，在人体是皇后穴，肾主骨髓，脑为髓之海，故肾与心脏共同主管大脑。耳穴与肾关系密切，故有特殊的健脑、强脑与调节大脑作用，有起效迅速、显著、安全的作用，缺点是有些病如精神病其效果不够巩固，配以手、体穴，也就巩固了。故×形法中是以耳穴为先锋的，×形法可以使人体体表完全得到保护，广泛适用于坐骨神经、肩周炎、关节挫伤、刀伤、枪伤、烫伤、冻伤、疮疖、脚气、皮肤病、良性肿瘤初期，大凡外伤皆治，适用于战争、体育与灾难。在治疗内脏与脑病方面，也有可喜的收获，对大脑发育不全，各种脑性瘫痪，各类精神分裂症、癫痫、冠心病、糖尿病、各类癌早、中、晚期，也显示出良好的作用。但总体来讲，治内脏与脑病还不够成熟，尤其是对付各类癌症与非典、艾滋病、甲型流感等，还有待于研究与探索。虽则如此，×形平衡法仍是对付它们的强有力的武器。因×形法而命名的，是我所发现与独创的五个点，特推荐给大家：（1）肩臂点：在脚背四、五趾基关节后寸许处，治肩、臂诸疾特效；（2）胸背点：在脚背三、四趾基关节后约寸许处，治胸背诸疾特效；（3）颈项点：在脚背二、三趾基关节后约寸许处，治颈项诸疾特效；（4）头面点：在脚背大、二两趾基关节后寸许处（即太冲穴），治头面诸疾特效；（5）女福穴：在足外踝前约一寸许的肌肉微凸处，治妇科一切痛疾特效。这五个点体现了×形法的威力，可按×形原理去运用，一般外伤可用左病右取，右病左取取单穴，内部病可取双穴，均大有潜力可挖。头面点配手穴相应点，即双合谷配双太冲，乃是通治大脑诸病的要穴，不仅可以根治精神分裂症、癫痫、癔症，还可治高血压与双手颤抖症，也是防治老年痴呆、帕金森氏病、小儿大脑发育不全、小儿自闭症、各种脑瘫的希望所在。压穴时间以每穴半小时以上为宜，这些点都是通过大脑为杠杆而发挥作用，因而离大脑越远，其作用就越大，脚穴之作用神奇，也正由此而产生。

这里还要强调耳穴的先锋作用，其理由是：（1）手穴是帝穴，耳穴是皇后穴，耳穴安全于手穴；（2）肾、脑、耳三位一体，与大脑关系密切；（3）耳穴反映全身所有高升点，集中而敏感，是四两拨千斤之术，用力小而收获大；（4）耳朵小容易找高升点，也能准确判断病情；（5）保证安全，只要压住不动，以保护皮肤。可以说学不会压耳穴，就学不会人体×形平衡法。我的第四本书主要推荐压手穴，这并不矛盾，我希望把压耳穴与压手穴结合起来，共同发挥作用，再加人体大×形，威力就更大，只要真正地把三者相结合，定会出现人间奇迹。

四是普通平衡力与神奇平衡力。平衡力既是内药，这是前人所未提而我所独创的新观念，具有重大的创新意义与价值，是值得我毕生去研究与推广的，也是×形法的起步点与重要内容，保健与治病，就是通过平衡力去发挥其稳定与神奇的作用的，普通平衡力是健康的基础（有先天与后天之分，重在后天）。普通平衡力的特征：（1）与生俱来，活着即有，由人体五行运转而生，不以人的意志为转移；（2）其自动治病，效果不明显，体强者快，体弱者慢，普通平衡力非常重要，防胜于治，它是健康的保证，提高普通平衡力有七宝：①捏脊。②捏任脉。③建设好人体五七工程，五指心、肝、脾、肺、肾，七指七脑穴：神门、皮质下、脑点、脑干、枕、太阳、额。④抓天（百会）、地（涌泉）、人（神阙）三穴同压。⑤抓头面点，即双合谷配双太冲。⑥注意三窍：眼为神之窍，闭目可养神；耳为精之窍，声静可养精；口为气之窍，少言可以养气。⑦头部按摩操。捏脊与捏任脉，自下而上为补，自上而下为清，高血压患者、躁性精神病患者均宜用清法。人之精神来源于心与肾；神经衰弱、萎靡不振者宜重压心与肾，人之气力来源于肺，四肢无力、有气无力者宜重压肺；抗病抗毒来源于肝，抵抗力与免疫力不足之人，宜重压肝；健康之基础是脾，肾是先天之本，脾是后天之本，后天之本优于先天。

神奇平衡力是医生通过指压或棒压"高升点"而产生的不可思议的神奇力量，甚至能愈沉疴于顷刻，不是仙丹胜似仙丹，乃是我毕生追求的目标。关键在于要抓住三点：一是要准确地找到病变低沉点与相应高升点，找错了"低沉点"，即迷失了治病的方向，是无法找到准确的"相应高升点"的，当然也可以通过找"高升点"去判断"病变低沉点"何在，这是一种通过"高升点"而诊病的方法，两者关系密不可分，忽视任何一点都是错误的；二是感觉要强烈，压穴时间越长越好，在防晕针（头昏、心慌、冒冷汗为晕针，要停下平卧，喝些温开水）与保护皮肤的前提下，可以重压，在时间上能尽量长些，不受限制为好，有时超长时间压穴能出现奇迹；三是贵在坚持，即使是急症，在治愈以后，也要重视巩固疗效，慢症要分疗程治疗，如以一个月为一疗程，顽固病可治五到六个疗程，或不分疗程长期按摩治疗与保健。

普通平衡力着眼点是保健，防胜于治，保健胜于治疗，故需重视普通平衡力；神奇平衡力是用于治病，两者关系十分密切。只有普通平衡力强大之人，才能最大限度地调动神奇平衡力，迅速治好疾病，反之，则难以达到速效的目的。平时要注意防病，把保健与治病有机地结合起来。

五是人体药库学与内药为主、心药为主、食疗为主论。中医有两大药库，大自然药库即外药；人体药库即经络学；中医正是以人体药库学为特征的，优于世界上其他任何医学的伟大而神奇的医学。人体总药库内，含金、木、水、火、土和综合药库共6个分库，不但是拯救中国人，也是拯救世界人类的医学。古人只停留在“经络学”这个有局限性与狭隘性的水平之上，无法进一步发展，而“人体药库”这个词是我自学中医40余年来的心血结晶，来得艰辛，在医疗观念上具有划时代的意义。我们可以设想：全中国13亿人民，拥有13亿取之不尽、用之不竭的内药，其数量有如银河星数，全世界60余亿人，其内药更是难以统计，只要取出其中的百分之一、千分之一、万分之一、就够人们治一辈子的病，包括所有的常见病、多发病，甚至是疑难病。药就在自己身上，随取随用，想取用多少就取用多少，不用花钱，这是多么理想的美好的事呵！本是医药的亿万富翁，却封闭而视而不见，可悲！可叹！可惜！这种捧着金饭碗要饭的现状，就国内来说是“儒医分家”培养大量医盲的恶果，世界人类则是不懂与不了解中医，更谈不上接受“人体药库学”这个新观念了。也正因为如此，中国人也好，世界其他民族也好，长期处于疾病折磨的水深火热之中，却拿如此宝贵的内药于不用，这是全人类的悲哀。一家有个慢性顽固病患者，就拖累全家，无钱治病的悲剧比比皆是。我苦心孤诣地创造了“人体×形平衡法”，正是为人们创造了一把打开人体药库大门、启用内药治病的钥匙，但愿人们能够理解、掌握与运用。

要启用人体药库，内药治病，一定要做到“内药为主、心药为主、食疗为主”，这应是中医学发展的方向与前途，决定了中医发展的命运，医改也要从这个基础出发，制定出妥善措施，让发展中的中医理论惠及千家万户。

为何要以内药为主？矛盾论的精华是“两因论”，即“内因是根据，外因是条件，外因通过内因而起作用”。用之于中医则是“内药是根据，外药是条件，外药是通过内药而起作用的。”

这个原则是中医的精华，是医疗的精华。病人是内因，医生是外因，医生只有通过病人才能发挥作用，调动病人的积极性，充分发挥病人这个“内因”的作用，才能治好疾病，这是治病的真理。家庭保健是内因，是根据，是第一线；医院与医生是外因，是条件，是第二线，这是医疗战线的大方向。现在弄颠倒了，不是以内药为主、家庭保健为主，而是依赖医院与医生，这个问题必须解决。在内药中要以心药为主，有虚体心药与实体心药之分，虚体心药就是保持心理相对平衡问题，要求病人保持最宝贵的平常心。虚体心药是药源丰富而威力强大的，不是仙丹胜似仙丹，有十分重要的开发价值，是人体的无价之宝，是生命与健康之泉。它既可令人生，亦可令人死，解决了心理相对平衡，病即可愈一半，否则，再高明的医生，也治不好一心求死，陷于绝望的病人。实体心药指的是治疗心脏病的传统穴位与非穴的“高升点”，这是人体大量存在而又“取之不尽，用之不竭”的，其中学问渊博，是我探索的重点与关键，值得我毕生好好研究它们，最值得推荐的是三心、三皮质下（手、足上为头顶点）、三肾合一、三肝合一。即压耳、手、足上的心、皮质下（手、足上为头顶点）、肾、肝四穴。乃是人体保健心脏的最佳办法，应该坚持做下去。

在药疗与食疗相比之中，要以食疗为主。因为脾是“后天之本”，在人体中乃是健康的基础，我在“人体生态平衡论书”中，重点介绍了食疗的具体方法，可供大家参考采用。根据我长期食疗的体验，年老与体弱，宜多食九种食品，我把番茄与枸杞子视为“太阳之精”，每天要吃一斤番茄与二两枸杞子，番茄用开水烫去皮生吃，干枸杞子头天用凉开水浸泡，早晨当药吞服。两者补益心脏与明目。2006 年我冠心病严重，我每天吃一斤番茄，至今未停，我还要继续吃下去，可以保证心脏病不发，生吃枸杞子我已长达十多年了，最大好处是耳聪目明，视力不亚于年轻人，可保证不发糖尿病。我把黑芝麻粉、黑木耳与淡菜，视为“太阴之精”，长期食用可以滋阴益肾。我早晨食用黑芝麻糊已长达五年之久，此外，我还吃牛蹄筋粥，有软化血管与防癌变作用。因吃的都是温补食品，我每天还食用半两以上的绿豆，此物有清热与解毒作用，无论冬夏，我都坚持食用绿豆。芹菜与菠菜，前者降血压与血糖，后者营养丰富，均可常吃。

在启用人体药库的内药中坚持“内药为主、心药为主、食疗为主”，是中医发展的大方向，不懂这三个为主，就是不懂中医，就是中医的门外汉。

六是关于人体生态平衡论与天人合一观，我的医学认识与探索已不断深化与提高，讲求全人类的人体生态平衡问题，已成为我今天研究的重点与中心，从而产生了我关于人体生态平衡的新系列作品。在出版了《人体生态平衡论》与《简易×形平衡法》两部新作以后，将续写心、肝、脾、肺、肾五药论，完成之后，将是中医学在现代的新发展与新探索。我的人体×形平衡法、人体药库学其主旨都是为人体生态平衡服务的，有了人体生态的相对平衡，就有了人体的相对健康，失去了人体生态的相对平衡，就失去了人体的相对健康。在现实环境中，大自然的生态平衡被破坏严重，我们是无法解决的，我们就只能研究与解决人体体内的生态平衡的问题，这是关系人类生存与发展的重大科学命题。在我有生之年，要集中所有精力来学习与研究这个问题。所谓人体生态平衡，是指体内阴与阳平衡，人体的心、肝、脾、肺、肾之间的相对平衡，这既是中医传统的论点，也是当前中医的尖端科学、前沿科学，中医的五行生克与天人合一，指的正是这个问题，是中医传统的“人体生态平衡学”。在我的《人体生态平衡论》序言中，讲了五个要点，一是要把性命之学当成人生第一学问来研究，重点研究人体生态平衡问题；二是树立内药为主、心药为主、食疗为主的思想，在实践中去实现它们，这也是中医发展的大方向问题；三是心帝与肾后必须结合，组成人体强有力的指挥部，这是人体实现生态平衡的关键。人类必须有两个结合，男女结合，繁殖后代，心肾结合，产生健康，人体有多种慢性病，都是由于心肾不交引起的；四是肺为盾与肝为桥的思想。肺处于抗病第一线，大自然生态平衡被破坏，首当其冲的是肺，受害最大的也是肺，肺为人体抗病之盾是很自然的；肝有排毒作用，是人体的国防部长，而肝又为心之母、肾之子，故心、肾结合，要以肝为桥梁。五是脾为人民大众，是健康的基础，倡导食疗为主，也正是由此而出发的，保脾与健脾的穴位按摩更是十分重要。

实话实说，我对天人合一观的研究是肤浅的，但人的身体的确就是一个小小的宇宙，人的脊髓就像是银河，心脏似太阳，肾脏似月亮，宇宙有阴与阳，金木水火土，人体亦有之。据此理论，就应该坚定地保护大自然与人体体内的生态平衡，两者关系密不可分，正是科学领域的精髓。

七是治未病与家庭保健学。治病的关键是治未病，也即是防病，而家庭保健学，应该成为一个新的学科，我现在的所有医学著作都属于家庭保健学，特将我的新想法与探索简述于下：

(1) 保养五脏五秘诀（此诀为我所独创，故称秘诀）：即静以养心，动以养肾，宽以养肺，淡以养脾，乐以养肝。因心属火，性向上，乃是火热而躁动的，最忌心火过旺，静可生凉，要降心火，一切养生家含儒、释、道在内，其养心之要诀都是一个静字，真正地学会与运用一个静字，一生妙用无穷。肾属水，性向下，喜流动，流水不腐，户枢不蠹，忌静止无动，静止无动则生垢而腐败，久坐、久站、久卧，均不利于肾，动有微观与宏观、脑力劳动与体力劳动之分，指压、棒压穴位，属于微观的细胞活动，那是肉眼看不见的，宏观指的是体育运动，也包含各种体力劳动，家务劳动。老年人应以脑力劳动与微观运动为主，体力劳动与宏观运动为辅，适当的运动，有益于肾，而不动则是很危险的。宽以养肺，指环境宽松与多吸新鲜氧气。世间只有氧气，乃是天地之精华，而又是可以无偿吸取的，一切养生家都是着眼于养肺与练气，宽还指心胸有如大海般宽广，这才同样有利于养肺。淡以养脾，指的是饮食清淡，食不过饱，以素食为主，荤腥为辅，不要太咸太甜，口味要淡化，也指对身外之物要看淡，多虑则不利于养脾。乐以养肝，肝属木，宜疏放，不宜抑郁，时刻保持乐观情绪，乐而不狂，乐而不过，宁肯笑着死，不可皱眉生，生为快乐人，死为快乐鬼，快乐一生，一生快乐，养肝之道，即在于此。

(2) 搞好以心肾为核心的人体保健与治病的“五七工程”，何谓五七工程？五指心、肝、脾、肺、肾这五脏，七指七个脑穴，即神门、皮质下、脑点、脑干、枕、太阳、额。这是以人体×形法、人体药库学、人体生态平衡论的理论而总结出来的人体生态平衡的总纲，只要建设好这个“五七工程”，就能达到人体生态的相对平衡，预防与治好各种疾病，益寿延年。心是人体之皇帝，主神明与血液循环；肾是人体之皇后，主泌尿生殖，主骨。心肾结合，共同主管大脑，组成人体最高指挥部。肺是人体之宰相，司气，主皮毛，是人体保健之盾；肝是人体的大将军，是营养仓库，排毒先锋，主筋与血管，也是心肾结合之桥；脾是人民大众，主运化，供给全身营养，乃是人体之基础。心肺通于皮质下，脾通于额，肝通于太阳，肾通于枕。五脏与脑密不可分。我将神门定为脑穴，因神门镇静、消炎、镇痛、清热、止痛作用特大，顾名思义，此穴为神之门户，应当定为脑穴；皮质下代表大脑皮层，乃是人体总指挥部，心帝在其中指挥全身，对治疗各种瘫痪与各种慢性病，其作用显著而神奇；脑点是人体脑垂体代表区，分管人体发育，与内分泌关系密切，不仅可以治疗发育异常诸病，对各种器质性病变与各种伤害，亦有再发育、使其得到康复的作用，可探索用之于健康与长寿，既是长寿的重点穴，也是治疗各种脑病与大脑发育不全的重点穴；脑干是延脑、脑干代表区，有指挥全身运动与镇静之作用，对治疗瘫痪与癫痫作用好，也可治大脑发育不全及用于各种脑病；枕与分管泌尿、生殖的肾关系密切，可治泌尿、生殖诸病与各种脑病，是肾后的后宫；太阳密切联系于肝胆，可治肝、胆病，以及偏头痛等各类脑病；额与消化系统、精神系统关系密切，用于治疗消化道病与脑病。

人体“五七工程”，就是人体的健康与长寿、保健与治病的总纲，就是人体生态平衡论的具体化与深入化，它们是人体健康的精华，是保健与治病的精华，紧紧抓住这个总纲，保健与治病的关键问题与疑难问题都迎刃而解了。

（3）为保证搞好人体“五七工程”，而采用“五四保健链”，“五”指的是：①捏脊；②捏任脉；③压百会穴；④压神阙穴；⑤压涌泉穴。“四”指的是双合谷配双太冲。捏脊：是充分调动督脉的积极因素，自下而上是补法，自上而下是清法，当补则补，当清则清，当补清结合则补清结合，通治全身各种慢性病，亦是健康者之保健要诀；捏任脉是我最新提出的，任脉者，孕脉也，分管生殖与发育，一则何等重要，二则自我易于操作，人人可行，年迈而三高者，可自上而下捏，一般可自下而上捏，可自捏十遍以上，捏后可指压膻中、鸠尾、神阙、气海、关元、中极等穴，时间不限，以后保健应以任脉为重点。百会是阳中之阳穴，通治百病，人体自有阳气场，气厚者寿，常压此穴可增阳气、益寿；涌泉乃人体阴中之阴穴，也通治百病，人体之精属阴，压此穴滋阴而达到阴阳平衡；神阙为阴阳交界之中点，亦通治百病，尤其是消化病与泌尿生殖病。压百会可益神，压神阙可补气，压涌泉可补精，百会、神阙、涌泉三穴同压，既可补人体三宝精、气、神，亦可扶人体之正气而压倒邪气，我称之为人体“救命三穴”，能成为体弱病危者之救星。双合谷配双太冲穴，在我的×形法中被称为头面点，主治大脑与面部诸病，可治各种精神病，大脑发育不全、高血压、美尼尔氏综合征、老年痴呆症、帕金森氏症等病，创造人间奇迹。

（4）记住“三三制”。人体三宝精、气、神，以神为主；人体三窍：口为气之窍，少言补气，沉默是金；耳为精之窍，节听补精，安静为宝；眼为神之窍，闭目可养神，少视是贝。三要穴：压百会益神、压神阙补气、压涌泉益精，三穴同压，妙用无穷，道理简单，学问无穷。

这里我要讲讲医道，医道重于医术，指导医术，讲九个要点：一是两种学问与两大问题。人类学问千百种，归纳只有两种，一是保护自己，二是发展自己。保护自己自始至终是第一性的，连自己也保不住，谈何发展自己。人类从古到今最大的遗憾，就是忽视了保护自己学问的第一性，连伟人、天才们也不例外，常是英年早逝，可悲可叹！今天这个糟糕的局面并无改善，甚至更为严重，现代人的生活习惯极大地破坏了人体体内的生态平衡。两大问题，指的是保护大自然的生态平衡与保护人体体内的生态平衡，严峻的形势是第一个生态平衡已被严重破坏，那是我们常人所无力改变的，我们只能集中精力去研究与解决人体体内的生态平衡问题，这是关系人类生存与发展的最紧迫的重大科学命题，这正是我们所要承担的伟大而艰巨的任务。

二是自发人类与自觉人类的区别，不懂保护自己的学问，糊里糊涂地生，糊里糊涂地死，生为医盲，死为糊涂鬼，是为自发人类，这类人无论其是否伟大、英雄，都是不幸而可怜的，而人类绝大部分都是这种自发人类；另一类是懂得怎样保护自己，把自己的命运牢牢掌握在自己的手中，活得明明白白，死得明明白白。这种人不一定是医生，而是“医通”，是为自觉人类，这类人是自由而幸福的。我的目的是想把以“人体药库学”为特征的中医学推向世界，把全人类由自发人类转变为自觉人类，这是伟大而崇高的目标，也是十分艰巨的任务，我为之而奋斗终生，并将此接力棒传之后世。

三是儒医分家，千古之憾，形成“中医医盲”与“西医”的两个一统天下，从孔子到今天“儒医分家，教育与中医脱节”，培养大量医盲，其数量继续大量增长，这是对中医知识可怕的“大封锁”，而形成危险的“恶性循环”就是领导层中医医盲化，知识分子中医医盲化，人民群众中医医盲化，这两个一统天下与三个医盲化，是当前必须解决的重大的迫切的问题。

四是现在中医不讲内药为主、心药为主、食疗为主，而是以外药为主，甚至单纯依赖外药，这就必然把自己变为中医的“门外汉”，这是中医大方向的问题，必须解决。

五是要认识与运用“两因论”，这个“两因论”是“矛盾论”的精髓，病人是内因，医生是外因，“内因是根据，外因是条件，外因通过内因而起作用”，家庭与个人保健是第一线，医院与医生是第二线，这个主次关系不可颠倒。

六是生命之学也可称性命之学是人生第一的学问，医盲比癌症更可怕，挑战生存与生存的挑战，其间是没有妥协余地的。中医是科学中的尖端科学与前沿科学，科学繁荣了现代文明，但科学也在毁灭人类，向全世界推广普及以“人体药库学”为特征的中医，应是拯救人类的唯一正确之路。中医是拯救人类的科学，是科学中的科学。

七是运动有两种，一种宏观的体育运动，另一种是微观的细胞运动，后者指的是穴位按摩，这如同人的两条腿走路，仅靠一条腿是走不远的，要把两者结合起来为人类服务。

八是聪明人的致命病是包办，要改掉“大包办”，就要吸收农改经验来搞医改，发起与倡导“家庭保健员”制度。

九是我要高举三面旗帜，一是学习雷锋做好事，奉献就是成功；二是以毛泽东主席的两论（矛盾论、实践论）为理论指导，研究中医；三是中心内容是家庭保健学。

我不是医生，只是个医书的作者，我希望大家都来购买与学习我的书，如果能通过这样的研讨会，能在全国各地更多地推广我的理论，我就很欣慰了。

这里我简单谈谈我已出版的六本书，第一本《人体×形平衡法》，这是人体健康的密码，是保健与治病的密码，是打开人体药库大门的钥匙，所以它是十分重要的，也是“人体药库学三部曲”中的方法篇。第二本书《人体药库学》，这是三部曲中的理论篇。中医是以“人体药库”为其特征的，此书重点讲人体的内药。人人体内都有一个取之不尽、用之不竭的大药库，这就从医药观念上解放了全人类，人类不再捧着金碗要饭了，其时代意义十分巨大。这还是一本古今中外穴位最多最全面的书，是全身有穴而又全身无穴的书。第三本《火柴棒医生手记》在三部曲中属于实践篇，从我的保健与治病的实践中，可以看到我人体×形法形成与发展的全过程，还重点介绍了我的小儿推拿法。此书荣获2007年度优秀畅销品种奖与2008年度全民阅读推荐优秀图书。第四本书《简易×形平衡法》，这是×形的通俗与普及本，尽量简化了×形法，更重要的是按简单、容易、安全、速效、长效的标准，重点推荐了手穴疗法，确定了手穴为人体帝穴的重要地位，郑重地将手穴向全国人民推荐。第五本书《人体生态平衡论》是我真正的理论书，其中“生命之学是人生第一学问”、“儒医分家千古之憾”、“医盲比癌症更可怕”、“食少事繁，千古英才夭折之谜”等都是创新之作，并详细地介绍人体生态平衡论与帝后结合论，心、肝、脾、肺、肾五论，内药、心药、食疗为主，只有读懂了这本书，才能真正懂得我前面所写的四本书，站在保护人体生态平衡的高度，面向世界、面向未来、是站得高看得远的一本书。第六本书《火柴棒医生文集》记录了我在新闻界42年的足迹，文短情深，值得一读。

我不是医生，只希望大家多读我的书，用之于保健与医疗实践，使人体×形法、人体药库学、人体生态平衡论的中医理论与实践传播全国，乃至全人类。

最后送几句话给大家，权作共勉：知识就是力量，懂医乃识健康，医盲即为癌症，健康就是幸福，无私天地最宽，奉献就是成功，无畏至上妙药，信心成功之桥，乐观长寿之源，保健防老之盾。

谢谢大家。

作者

2009年11月30日

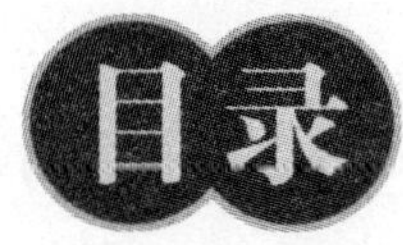

2006 年

2007 年

2008年

[2005]

周氏养生保健手书集萃

2005年元月1日

司马真人《养生歌》

常默元气不伤，少思慧烛内光。不怒百神和畅，不恼心地清凉。不求无淫无骄，不执可圆可方。不贪便是富贵，不苟何惧君王。味绝灵泉自降，气定真息自长。触则形毙神游，想则梦离尺僵。气漏形归后土，念漏神趋死乡。心死方得神活，魄灭然后神强。转物维穷妙理，应化不离真常。至精暨于恍惚，大象混于渺茫。造化不知规准，鬼神莫测行藏。

2005年元月2日

摄生要诀

十要

面要常擦，目要常揩，耳要常弹，齿要常叩，背要常暖，胸要常护，腹要常摩，足要常搓，津要常咽，腰要常揉。

十忌

忌早起梳头，忌阴室贪凉，忌湿地久坐，忌冷着汗衣，忌热着晒火，忌出汗扇风，忌灯烛照睡，忌子时行房，忌凉水着肌，忌热火着胃。

十八伤

久神伤精，久听伤神，久卧伤气，久坐伤脉，久立伤骨，久行伤筋，暴怒伤肝，思虑伤脾，极忧伤心，过悲伤肺，至饱伤胃，多恐伤肾，多笑伤腰，多言伤液，多唾伤津，多汗伤阳，多泪伤血，多交伤髓。

气功的最高境界

和合四象

舍（含）眼光，凝耳韵，调鼻息，缄舌气，是谓和合四象。

五气朝元

眼不视而魂在肝，耳不听而精在肾，舌不声而神在心，鼻不香而魄在肺，四肢不动而意在脾，是谓五气朝元。

三花聚顶

精化为气，气化为神，神化为虚，是谓三花聚顶。

2005年元月4日

孙真人《入道歌》

怒甚偏伤气，思多太损神。
神疲心易役，气弱病相萦。
勿使悲欢极，常令酒食匀。
再三防认醉，第一忌晨嗔。
亥寝鸣云鼓，寅晨漱玉津。
妖邪难犯己，精气自全真。
若要忘诸病，常常节五辛。
安神宜悦乐，惜气保和纯。
寿夭休论命，修持本在人。
君若尊此理，平地可朝真。

2005年元月5日

六神和合自然安

纯阳真人诗："一日清闲一日仙，六神和合自然安。丹田有宝休寻道，对镜无心莫问禅。"

《洞灵经》曰："导筋骨则形全，剪情欲则神全，俭言语则福全，保此三全，便是圣贤。""宠辱不惊，肝木自宁；动静似敬，心火自定；饮食有节，脾土不泄；调息寡言，肺金自全；恬静无欲，肾水自足。"

2005年元月6日

自爱自全之道

昔人曰："饥寒痛痒，此我独觉，虽父母弗能代也。衰老病死，此我独当，虽妻子不能代也。自爱自全之道，不自留心，将谁赖哉。"

大忠者，一物不欺；大孝者，一体皆爱。心君为万物之主，一念欺心，即为不忠，及世间上品好人。旦旦寻思，要仰不愧于天，俯不怍于人，内不疚于心，处处要十分当理，步步要上合天心，欲修仙道，先修人道。

呼吸者，实操阴阳生灭之权，万物存亡之柄者也，故道家以胎息为入道之基。

2005年元月7日

老子论道与得道

老君曰："大道无形，生育天地，大道无情，运行日月，大道无名，长养万物。吾不知其名，强名曰道。内观其心，心无其心，外观其形，形无其形，远观其物，物无其物，三者既无，唯见于空。如此清静，渐入真道，既入真道，名为得道。"关尹子曰："少言不为人所忌，少行者不为人所短，少智者不为人所劳，少能者不为人所役，操之以诚，行之以简，待之以恕，应之以默，吾道不穷。""治心岂别有道哉，戒妄想而已。"

2005年元月8日

知我与无我

圣人知我无我，故同之以仁；知事无我，故权之以义；知心无我，故戒之以礼；知识无我，故照之以智；智言无我，故守之以信。

临川子曰："学者于道，立志当存乎远大，而用功必循走近小。远大者，可究其源也；近小者，可有其渐也。"

"吸气以养精，如金生水；吸风以养神，如木生火；所以纳外以延精神，漱水以养精。精之所以不穷，摩火以养神，神之所以不穷，所以纳内以延精神。"

人身关窍与脉络

任脉总阴脉，任者妊也，行腹部中，故龟纳鼻息，鹤养胎息而能有寿。督者乃为阳脉，督领阳脉之海也，故鹿运尾闾，还精补脑，而至上上之寿，学道仙子需先开尾闾关，此关若开不通，阴阳无由而升降，神气无由而周流，去道远矣。诸髓皆属于脑，故上至泥丸，下至尾闾，俱肾主之。膻中在两乳之间，为气之海，能分布阴阳，为生化之源，故亦名之气海。前三关者，上关泥丸，心源性海之窍；中关黄庭，黄中正位之窍；下关水晶宫，州田气海之窍。后三关者，下关尾闾，太玄督脉之窍；中关夹脊。命门双关之窍；上关玉枕，天谷泥丸之窍。

脐轮谓之生门，两肾之间谓之命门，脐下一寸二分谓之下丹田，一寸五分，曰关元气海。顶为须弥，上有九宫，中曰泥丸，口为丹池。咽喉两管，左为食管，右为气管。有十二节，名为十二重楼，心窍为绛宫，腰眼为密户，又曰内肾。粪门为谷道，前有玉炉穴，阳为天根，阴为月窟，中有两窍，上为水窍，下为精血往来之路，又为生门。

2005 年元月 10 日

养气之诀

吸气以养其和，孰能饥之？存神以滋其暖，孰能寒之？养五脏以五行，则无伤也，孰能病之？归五脏于五行，则无知也，孰能痛之。谭子曰："道之委也，虚化神，神化气，气化形，形生而万物所以塞也。道之用也，形化气，气化神，神化虚，虚明而万物所以通也。是以古圣人，穷通塞之端，得造化之源，忘形以养气，忘气以养神，忘神以养虚，虚实相通，是谓大同。故藏之为元精，用之为万灵，舍之为太乙，放之为太清，是以坎离消长于一身，风云发泄于七窍，真气熏熏而时无寒暑，纯阳注而民无死生，是谓神化之道也。”

2005年元月11日

即心是佛

僧问：“何是佛?”师曰：“即心是佛。”问：“心在何处?”师曰：“灵光独耀，迥脱根尘，体露真常。”问：“平常心是道否?”师曰：“拟向即乖”又曰：“万法本闲，人心自闹。”

善心者师心，不师圣，心之所之，则气从之，气之所之，则形应之。故君子藏正气者，可以远鬼神，伏奸佞，蓄至精者，可以生福灵。阳明子云：谨守其心于善之萌焉，若食之充饥也，若抱赤子而履春冰，若捧万金之璧而立千仞之崖，唯恐其或坠也。谨守其心于不善之萌焉，若鸩毒之投入羹也，若虎蛇横集而思所以避之也，若盗贼之侵凌而思所以胜之也。

健身之道，力求刚柔相济，阴阳调和。

2005年元月12日

随境皆安

人若知道，随境皆安，道不在人，应缘即得，故得道者履喧嚣而灵台寂若，何有迁流？地僻而真性冲融，奚生枯槁？不得道者，居闹市则生尘杂之心，将荡无定止；居空山则起岑寂之想，或转忆炎嚣。

声色臭味安佚，五寇也，意必固我，四蠹也，功名富贵，二豪也。四蠹五寇，内援外攻，二豪主家，而天君时受其侮，幸而觉察，天君乃命五官整帅，六府遍垒，百职效役，披忠信之甲胄，执礼义之干橹，以殄蠹戢寇屈其豪而清天君之侧。

机息即有月到风来，不必苦海人世；心远自无马足车尘，何须痼疾丘山？故人心自有一种真文章，俱被残编断简封锢，人心自有部妙鼓吹，却为艳舞妖歌淹埋！

2005年元月13日

关尹子论道

古之善揲著灼龟者，能于今中示古，古中示今；高中示下，下中示高；小中示大，大中示小；一中示多，多中示一；人中示物，物中示人；我中示彼，彼中示我，是道也，其来无今，其往无古，其高无盖，其低无载，其大无外，其小无内，其外无物，其内无人，其近无我，其远无彼，不可折不可合，不可喻不可思，惟其浑论，所以为道。

真人者，性合于道也，故有而若无，实而若虚，见事之乱而能守其宗，不学而知，不视而见，不为而成，不治而辨。不肯清心寡欲，其求道愈切，去道愈远，终至自病其心而不可救。

2005年元月14日

空字真诀

太上老君曰："人神好清而心扰之，人心好静而欲牵之，常能遣其欲而心自静，澄其心而神自清。"又曰：内观其心，心无其心，外观其形，形无其形；远观其物，物无其物，三者既悟，唯见于空。诸生如能善悟此道，则物我尽忘，神清气静，一切内邪尽皆祛，一切外魔不能侵，不以荣辱劳其心，不以生死戚其神，延龄保命之方，即在于此。

君子任时远之通塞，悔吝不能缠，评品不能惑，丧之不以为丧，得之不以为得。

吾人之方寸灵台，道之所寄也，作一分善，道坚一层，作一分恶，道即远离，斯吾所谓长生之大道也。

2005年元月15日

仁者上寿

古之云：唯仁者得上寿，夫仁之道大矣，故孔子罕言之。青云老人曰："千秋万古，唯道执中，唯道有常。过中则偏，反常则怪。明心静志，道之常也，中也；采补导引，道之偏也，怪也；迷了本性，坠入畜生，道中受苦。"

又曰："欲从心起，息随心定，心息相依，息调心定"，此阴符经所谓："心生于物而死于物，机在目。""生者死之根，死者生之根，恩生于害，害生于恩。"合于释氏所谓"不生不灭，无垢无净"之旨矣。

大通经曰：对境忘境，不生于六贼之魔，居尘出尘，不落于万缘之化，能如此则静之极，而可以观空矣。

2005年元月16日

保命之元

老子曰："知足不辱，知止不殆。"夫人之心，知足则常乐，知止则无争，长乐于争，保命之元，恒人能此，亦足永寿。

人以形生，去气则死，此圣贤仙佛知气之所在以为宝，此儒之所以有和气致祥之言，而释道两家，皆以养气为唯一下手功夫也。

虚静天师诗三首：(1) 大道不远在身中，万物空时性不空。性若不空和气住，气归元海寿无穷。(2) 欲得身中神不出，莫向灵台留一物。物在心中神不清，耗散真精损筋骨。(3) 元神一出便收来，神返身中气自回。如此朝朝并暮暮，自然赤子产真胎。不怕念起，唯恐觉迟，念起是病，不续是药。

2005年元月17日

养气为第一要务

夫太虚无形，气之本体，其聚其散，生死系之，故养生者以养气为第一要务。

忧悲于患难之时，老死于名利之窟。青云老人曰："予年四十不动心，故心常泰然，心泰而神宁，神宁而一切疾病远，身常康乐，活一百三十九亦轻身健步。"

三茅经云："谷虚应声，心虚应神，神虚应气，气虚应精，虚极则明，明极则莹，超乎精神，而无死生，精从内守，气自外生，以气取精，可以长生。"

2005年元月18日

忘字是无上妙法

青云老人曰：耳乃精之窍，若逐于声，即精从声耗而不固；目乃神之窍，若荡于色，即神随色散而不凝；口乃气之窍，若多语言，即气随言走而不聚。此乃三大关键也。

忘形以养气，忘气以养神，忘神以养虚，只此一个忘字，便是无物景界，无上妙法。酒能乱神，肉能迷性，故禅家戒之；烟能迷智，火能焚身，故道家戒之。皆安神定性，长寿法也。

心静生慧，心动生昏。

心牵于事，火动于中，心火既动，真精必摇，真精摇而死机伏矣！故曰：心能杀性，则可永年。

2005年元月19日

呼吸之道

呼吸之道，长生之诀，天门常开，地户常闭，息息绵绵，勿令暂废，吸至于根，呼至于蒂。前人诗曰："性是性兮气是命，神不外驰气自定。本来两物互相亲，失却将何为本柄。"李靖曰："心归虚寂，身入无为，动静两忘，内外相合，一到此时，精自然化气，气自然化神，神自然还虚。"

悲辛愤怒，死之机也，犯其一即足病一身，而促其寿命，悲则两泪，辛则两涕，愤则结瘿，怒则结疽，心之所欲，气之所属，无所不育。

2005年元月20日

正确对待毁与誉

人之毁也，顺而受之；人之誉也，谦而却之。心中湛然，不以人之毁也而勃然以怒，亦不以人之誉也色然而喜。如此则心神泰然，朗澈如镜，此引年妙诀，人人得而宝之者。医家之言："暴怒可以伤肝，喜极可以伤腰，过悲可以伤肺，多恐足以伤肾。”

令人精从下流，气从上散，水火相背，不得凝结，皆是此心使然。苟爱念不生，此精必不下流；苟忿念不生，此气必不上炎。一念不生，万虑澄澈，则水火自然相交矣。

静心养气，坐当如龟，行当如鸽，卧当如犬。

2005年元月21日

万事皆有诀

高尚子曰：“万事皆有诀，而其诀唯一。夫形者生之舍也，气者生之元也，神者生之制也。形以气充，气耗神病，神依气住，气合神存，修真之士，法于阴阳，和于术数，持满御神，专气抱一。以神为车，以气为马，神气相合，可以长生。”

青云老人曰：“呼吸之道，为养生保命之元，……夫静极而呼，如春沼鱼；动极而吸，如百虫蛰。其蛰无朕（迹），调气者须似之，绵绵密密，幽幽微微。呼则百骸万窍，气随以出；吸则百骸万窍，气随以入。调之不废，真气从生，人之生死老病，皆宜于真气中求之。”

2005年元月22日

元精　元气　元神

所谓元精，非交合之精谓也，精藏于离，心中之真液也；所谓元气，非口鼻呼吸之谓也，气藏于坎，虚无中之真气也；所谓元神，非思虑之神之谓也，神通于无极，父母未生之前之灵真也。精气即太极之阴阳也，神即太极之无极也，是谓之元精、元气、元神。

故神藏于精，则谓之精神；神藏于气，则谓之神气。故修真之士，莫要于养神，神即性也，性定则神自安，神安则精自住，精住则气自生，性定则心火不至炎，火不炎则水不干，五脏六腑之精皆水也。

2005年元月23日

性命之论

何谓性？何谓命？

性者万物一源，命者已所自立，……性则神也，命则精与气也，性即无极，命即太极，二五之精也，二者结合，而人始生焉。元性即元神，上曰天谷、泥丸是也；中曰应谷、绛宫是也；下曰灵谷、关元是也，此三谷神皆居之。泥丸，栖神本宫，绛宫，布政明堂，灵谷藏修之密室。

真心息妄，“不怕念起，只恐觉迟”，“不用求真，唯须息妄”，“天地与我同根，万物与我同体”，“一切皆是妙用”。

2005年元月24日

澄心与养神

清净经云：遣其欲而心自净（静），澄其心而神自清。养神之者，所以韬神之光，使勿露也。神之为物，愈澄则愈清，愈清则愈明，盖定能生慧，故灵光焕发，旁烛洞达，莫可盖藏。以智养恬，以恬养知，所谓凝神者，非肖然不动之谓也，乃以神入于气穴之中与之相守而不离也。……气穴其名不一，曰气海、曰关元、曰灵谷、曰下田、曰天根、曰命蒂、曰归根窍、复曰命关，即一处也。其呼吸之气，与母相通，盖呼吸者，吾人立命之本也。

2005 年元月 25 日

真息即胎息

曰凡息、曰真息，凡息者，口鼻出入之报导也，真息者胎息也。……虚极静笃，故心愈细而气愈微耳，……调息者自然依息之谓，调息自调心始，……摄念归静，行住坐卧常在腔子，久久纯熟，积习生常。庄子曰："众人息以喉，真人息以踵，以踵者谓深入于穴也，故神依于息则凝，神凝则气亦凝，神依于息则和，神和而气亦和，凝神之法，自调息始，调息者依息之谓。"

药者先天之气也，火者先天之神也。阴者为精，阳者为气，而神则统乎二者，故神与气精，乃上药之三品也。

2005 年元月 26 日

自然与清静

清静来源于自然，自然保证清静。夜来气清，息调神住。如其调而调之，既不蹈夫顽空；如其住而住之，又不类夫执着，斯时也。不忘不助，若忘若存，寂寂惺惺，圆圆明明，水自然清，火自然生，神自然交，气自然会，风自然清，车自然行，抽自然抽，进自然进，添自然添，退自然退，惟其神妙独得，故尔操纵如心，昏沉自然去也，散乱自然归也，能弗快活欤。"去散水流去，寂然天地空"，此泯心泯境息妄功夫也。

2005年元月27日

养神之道

众人昭昭，我独若愚；俗人察察，我独若闷。皆养神之要义也。

目乃神之窍，故养神之诀，莫过于闭目。杨子有云："藏心于渊，美厥灵根。渊者，深昧不测之所，灵谷（丹田）是也，是神之所藏也。"

一呼一吸名曰一息，须顺其自然，勿听其自然。庄子曰：真人之息以踵，踵也者，相接不断，绵绵若存也。气彻涌泉，往来不绝，以内息踵外息，以外息踵内息，以息息踵息息，此即以踵之妙也。丹家云："呼不出喉，息归于蒂。"

（注：此文强调气彻涌泉之妙用，值得予以重视，涌泉者人体之地穴也。）

2005年元月28日

神为上药

心为一身之主人，神为三品（精、气、神）之上药。唯心与神，是二是一，不可不辨也，……下手学道者，必须摄念归静，往住坐卧（心）皆在腔子里，则守静始能笃也。盖有念为妄心，无念为真心，……圣人云：知止而后有定，定而后能静，……心愈细而息愈微，息调则神归。……夫心也，而又曰神，……即静心而返乎神室则为神，神也者，无思无虑，无为之中无不为，无用之中藏大用，此谓三品中之大药也。凝神之际，务要与息相依，任其天然，随其自然。

凝神之法，自调息始，调息者（心）依息之谓也。

不忌人之共争夫道也

古人有言："太上立德，次立功，次立言，三者俱不朽。"仁慈之德为道体，谦柔之德为道用。普济之功为道体，修养之功为道用，孔子曰："当仁不让其师"，释秉云："能仁寂默，何异释迦，般若行深，何殊自在，千真万圣，原不忌人之共争夫道也。"

夫道不外乎一阴一阳而已，阴则为精，阳则为气，而神则统乎二者，故神与气精，乃上药之三品也。

吾师之诗云："不迷性自住，性住气自回，气回丹自结，壶中配坎离。"（注：追求真理不可妒忌他人，欢迎他人超越于我，真理愈辩愈明。）

2005年元月30日

大道有传

夫大道有传，始自黄帝《阴符》，继老子五千《道德》，继伯阳《参同》，平叔《悟真》。是四书者，陆君业已疏之，颐谓学求简约，则趋势易从，言有君宗，则标准可立。

内练己者，河车之事，玉液之功，即《参同契》内以养己之论也。外练己者，万象皆空，一尘不染，即古人对境忘情之旨也。

性命之基

孔子曰：一阴一阳之谓道，仁者见之谓之仁，智者见之谓之智。百姓日用而不知，且夫造化二五，陶铸百物，象形虽殊，体本无二，莫不定阴阳之位，构真乙之精，顺施化之理，立性命之基。故曰天地氤氲，万物化醇，男女构精，万物化生。如斯而论，可谓本末兼该，上下俱尽矣。故天不变道亦不变，道不变则体是道者亦可不变，而长生久视之道，端在于此。

（注：阴阳为性命之基，应予重视，重中之重也。）

2005年2月1日

不伤为本

晋代葛洪云："养生以不伤为本，要防十伤：才不逮而困思之，伤也；汲汲所欲，伤也；久谈言笑，伤也；寝息失时，伤也；强挽弓引弩，伤也；沉醉呕吐，伤也；饱食即卧，伤也；跳走喘乏，伤也；欢呼哭泣，伤也；阴阳不交，伤也。"

彭祖曰："致寿之道无他，第莫伤之而已。忧愁悲哀伤人，寒暖失常伤人，喜乐过度伤人，远思强记伤人，愤怒不解伤人，汲汲所愿伤人，阴阳不顺伤人。"

2005年2月2日

动以养形

张景岳曰："吾之所以赖者，唯形耳，无形则无吾矣，谓非人生之首务哉。""善养生者，无不先养此形，以为神明之宅。"精血即形，形即精血也，动以养形是关键。华佗曰："动摇则谷气得消，血脉流通，病不得生，譬犹户枢不蠹是也。"常欲小劳（孙思邈）体欲常劳（董仲舒）形劳而不倦（内经）（劳）不当使极耳（华佗）。

（注：动以养形，静以养神，神形俱养，身体健康，可以永年。）

2005年2月3日

形即精血

张景岳云：欲祛外邪，非从精血不能利而达；欲固中气，非从精血不能蓄而强；水中有真气，火中有真液，不从精血何以使之升降。脾为五脏之根本，肾为五脏之化源，不从精血何以使之灌溉。然则精血即形也，形即精血也，天一生水，水即形之祖。动以养形，必须以精血充盈为基础。

《庄子》：水之性不杂则清，莫动则平，郁闭而不流，亦不能清，天德之象也。故曰：纯粹而不杂，静一而不变，淡而无为，动而以天行，此养神之道也。

2005年2月4日

静者寿 躁者夭

《内经》："得神者昌，失神者亡"，"静者寿，躁者夭"。"夫常人不得无欲，又复不得无事，但当和心、少念、静身、损虑，先去乱神、犯性，此则啬神之一术也"。老子曰："志闲而少欲"，"无恚嗔之心"。管子云："内聚以为源泉之不竭"，又云："去欲则宣（宣通也）宣则静矣"。"静则精，精则独立矣，独则明，明则神矣，神者至贤也"。庄子曰："其嗜欲深者，其机浅也。"

（注：此文强调静与独，实为长寿之源。）

2005年2月5日

返照而不执意

学人下手之初，要牢持筋骨，力战睡魔，塞兑垂帘，回光返照乎三穴。三穴者，黄庭、气海、丹田也。然虽返照三穴，又要不执意于三穴，亦不驰意于三穴，夫而后神安其内，息任天然，浑乎俱忘，杳无朕兆。

《太上老君养生诀》："且夫善摄生者，要先除六害，然后可以保性命，延驻百年，何者是也。一者清名利，二者禁声色，三者廉货财，四者损滋味，五者除佞妄，六者去妒忌。"

（注：强调自然而不执意是练气功之诀。）

2005年2月6日

收心与养心

朱丹溪曰："心，君火也。为物所感则易动，心动则相火亦动，动则精自走，相火翕然而起，虽不交会，亦暗流而疏泄矣；所以圣贤只是教人收心养心，其旨深矣。"《内经》"静则神藏，躁则消亡"，正是指此也。

和喜怒以安神气，少思虑以养神气，去忧悲以悦神气，防惊恐以摄神气。"久视伤血，久卧伤气，久坐伤肉，久行伤筋"。

（注：收心方能养心，养心赖于收心，收心虽难，必须做到。）

2005年2月7日

强者不可恃

张景岳曰："先天之强者不可恃，恃则并失其强矣；后天之弱者常思慎，慎则人能胜天矣。所谓慎者，慎神志可以保心神，慎寒暑可以保肺气，慎酒色可以保肝肾，慎劳倦饮食可以保脾胃，……但使表里无亏，则邪气何由而犯，而两无之权，不在我乎。"

（注：切勿因体强而骄，亦不体弱而怯，此为保健要旨。）

2005年2月8日

不贵求奇

盖年老养生之道，不贵求奇，先当以前贤破幻之诗，洗涤胸中忧结，而名利不苛求，喜怒不妄发，声色不因循，滋味不耽嗜，神虑不邪思，无益之书莫读，不急之事莫劳。

二百五十七岁老人李青云长寿之诀：一是不事进取；二是爱好旅游与入山采药；三是性至和易，从不愤怒；四是清心寡欲，适性怡情；五是正心诚意，静心养气；六是每日生服枸杞子三钱。

2005年2月9日

五行种种

五行：木、火、土、金、水。五音：角、徵、宫、商、羽。五味：酸、苦、甘、辛、咸。五色：青、赤、黄、白、黑。五化：生、长、化、收、藏。五气：风、暑、湿、燥、寒。五方：东、南、中、西、北。五季：春、夏、长夏、秋、冬。五脏：肝、心、脾、肺、肾。五官：目、舌、口、鼻、耳。形体：筋、脉、肉、皮、骨。五志：怒、喜、思、悲、恐。五液：泪、汗、涎、涕、唾。由于五行之间相生相克，因此对五行之中任何一行来说，都存在“生我”、“我生”和“克我”、“我克”四方面的联系。五行之间的“相乘”与“相侮”，相乘是指克制太过，相侮是指“反克”，如木太过，金不但不能“克木”，反为木所克，这类情形亦应知之。

通天一气

庄子云："人之生，气之聚也，聚则为生，散则为死。故曰，通天下一气耳。"气的生成与肾、脾、胃、肺有关，肾藏先天之精气，脾胃吸收水谷类精气，肺呼吸天地间之空气。故保护三脏，实为益气之本也。气有五种生理功能：一曰推动作用，如脏腑生理功能，血的运行等；二曰温煦作用，维持体温，温养全身，乃是热量来源；三曰防御作用，乃人体之卫士；四曰固摄作用，不使流失；五曰气化作用，推动人体新陈代谢与转化等。

2005年2月11日

气能生血　血能养气

心主血脉，肺朝百脉，肝主疏泄。肝藏血，脾统血，肾藏精，精血同源。调和气血是气，气能生血，气能行血，气能摄血，血能载气，血能养气。气与血关系密切不可分割。肝受血而能视，足受血而能步，掌受血而能握，指受血而能摄（内经）。

情绪亦是内药，可治病魔；悲为肺志，属金，怒为肝志，属木，金能克木，故悲胜怒；恐为肾志，属水，喜为心志，属火，水能克火，故恐胜喜；忧为肺志，属金，火能克金，故喜能胜忧，以此类推。

2005年2月12日

元精为身之本

广义的精是指构成人体和维持生命活动的精微物质，包括精、血、津液在内；狭义的精，是指肾精，是促进人体生长发育和生殖功能的基本物质，有先天之精与后天之精之分。《内经》："肾者主水，受五脏六腑之精而藏之，故五脏盛乃能泻。" "元精者，身之本也，故藏于精者，春不病温。"

（注：精应从广义去理解，心中之真液亦为精，故心摇亦可丧精，而仅从肾精理解是远远不够的。）

2005年2月13日

宗气 营气 卫气

人体之气分为三种。一是宗气，指肺吸之空气和脾胃吸收而生的精气，乃是人体最重要的物质，离它则人必死无疑，它的作用是呼吸，行心血。二是营气，乃是脾胃化生的水谷等精气中最富营养的物质，它的作用是营养内脏、大脑与全身，人类赖以生存与展开各类生命活动，应在人体之里面。三是卫气，是脾胃水谷所化生的行于脉外的精气，它保护皮肤，调节体温，抵抗疾病，是人体之卫士，它应循行于人体之表面。

2005年2月14日

心安与身安

心安身自安，身安心自宽。身与心俱宽，何事能相干？谁谓一身小，其安若泰山。谁谓一室小，宽为天地间。安分身无辱，和己心相间。虽居尘世上，却是出人间。

2005年2月15日

人体之神

神是人体生命活动现象总称，包括精神意识、思维、情感、知觉、运动。心者，君主之官，神明出焉，故神出于心，神又为五脏所主，中医称五神脏。《内经》：“心者，五脏六腑之主也……心动则五脏六腑皆摇。”神、气、精是互相资生的，精气足则神全，神全则精气足，三者被称为人体三宝。然而“三宝”之中，又为神之统帅地位确定不移，养神是最重要保健措施。

2005年2月16日

五脏关系论

（1）心与肺是气血关系；（2）心与脾是血生成与运行关系，脾生血统血，心行血；（3）心与肝是血液运行与情志调节关系，肝藏血，心主神志，肝主疏泄；（4）心与肾是阳与阴、升降与水火既济关系；（5）脾与肺是津液输布代谢与气的生成关系；（6）肺与肝是气机调节关系，肺主降，肝主升；（7）肺与肾是呼吸运动与水液代谢关系；（8）肝与脾是血的生成与消化关系；（9）肝与肾是肝血与肾精互相资生与转化关系；（10）肾与脾是先天与后天的关系。

2005年2月17日

何谓经络

经络是经脉和络脉的总称，经脉是主干，络脉是分支。经脉多循行于深部，有一定循行径路，络脉循行于较浅部位，有的甚至显现体表，它纵横交错，网络全身。由于经络的广泛联系，联成统一有机整体，行血气而营阴阳。

人体内分泌的奇妙作用

内分泌器官包括性腺、胸腺、甲状腺、肾上腺、胰岛、松果体、脑下垂体和下丘脑等，内分泌是调节人体生长发育、成熟、衰老和死亡的体液因素，起到加速或减缓已有的生理过程的作用。它主要通过内分泌器官产生的激素来维持机体内糖、脂肪、蛋白质和水电解质的代谢和平衡，协调人体的生长发育、成熟和衰老的过程。例如微量肾上腺素可调节脑干网状结构功能、微量甲状腺素可促进脑的发育等。

如何利用内分泌对抗癌类怪病及如何延缓衰老过程，很值得注意。

2005年2月19日

人体的免疫系统

人体的免疫器官分为中枢和外周两部，中枢指胸腺和骨髓，外周包括脾脏和淋巴结。可分细胞免疫和体液免疫，T细胞来自胸腺，β细胞来自骨髓。免疫疗法有四种：一控制饮食，二药物，三细胞疗法，四手术治疗。

我所提出人体的“普通平衡力”，正是指的免疫系统。就中医看来人体的免疫能力来源于人体精气神的综合能力，尤其是人体之气，应是人体最忠实之卫士，所说的卫气也正是指此也。

自由基促使机体衰老说

这是一种较早期的衰老学说，由英国人哈尔曼提出。它是指体内形成的各种自由基，可使机体慢性中毒，包括分子水平或细胞水平的中毒，促使机体衰老。自由基是指带有不成对电子的分子团或原子团。成对则磁场等于零，不成对则形成自由基，其种类多，如超氧离子自由基、过氧化羟自由基、脂质自由基和氧化过氧化脂质自由基等。其性：一损害中枢神经，甚至失常；二引起核酸突变造成老化；三破坏蛋白酶；四造成动脉硬化、糖尿病、癌变。

要多吃蔬菜、水果，以对抗自由基。

中央电视台10台曾提对抗自由基三要点：一是多吃蔬菜水果，饮食全面而合理；二是多运动，注意适度；三是保持愉快平衡心态。

2005年2月21日

百病生于气

“百病生于气也，怒则气上，喜则气缓，悲则气消，恐则气下，惊则气乱，思则气结”（《素问·举痛论》）。“悲哀愁忧则心动，心动则五脏六腑皆摇”（《灵枢·口问》）。“和喜怒而安居处，节阴阳而调刚柔，如是，则僻邪不至，长生久视”（《灵枢·本神论》）。“凡人之生也，必以其欢，忧则失纪，怒则失端，忧悲喜怒，道乃无处”（《管子·内业》）。“胸怀欢畅，则长寿可期，若忧虑过多，则使人易老”（《丁福保训》）。

（注：人之情绪亦为人体之良药，若能善为利用，其妙用无穷也。）

2005年2月22日

人死非命

孔子曰："人有三死，而非其命也，己取之也，夫寝处不适，饮食不节，劳逸过度者，疾共杀之。"西汉枚乘《七发》："纵耳目之欲，恣支体之安者，伤血脉之和，且夫出舆入辇，命曰招蹶之机，洞房清宫，命曰寒热之媒，皓齿娥眉，命曰伐性之斧，甘脆肥脓，命曰腐肠之药。"

（注：孔子认为人之死非命，而是自杀。长寿之机，乃是掌握在自己手中，他以寝、食、劳三者为重，其进步性可知，惜"儒医分家"他是始作俑者。）

2005年2月23日

自行定寿

董仲舒云："人之自行乃与其寿夭相益损也，其自行佚（合乎规律）而寿长者，命益之也，其自行端（违反规律）而寿短者，命损之也。"王充曰："夫禀气渥（厚）则体强，体强则其命长，气薄则其体弱，体弱则命短。"

（注：人生之寿夭，全在自己手中，宜慎之又慎也。）

2005年2月24日

读书健身法

唐代孙思邈曰："人性非合道者，焉能无闷，闷则何以遣之，还须蓄数百卷书，易老庄子等，闷来阅之，殊胜闷坐。"又曰："亲故邻里来相访问，携手出游百步，或坐，量力宜谈笑，简约其趣，才得欢适，不可过度耳。"

孙是医学家，爱读易老庄子书，足见其与医理相通，此类书中多讲辩证法，对养生保健大有裨益，故欲健身与养颜，应有选择地读，尽量莫读无益而有害之书。

2005年2月25日

《内经》7项养生诀

(1) 法于阴阳。春夏养阳，秋冬养阴。(2) 和于术数。呼吸精气，独立守神。(3) 生活起居有规律，防止过用致病。(4) 注意精神调摄，精神内守，清静无为。(5) 固护阳气，阴平阳秘，精神乃治。(6) 避邪防病。(7) 善治未病，预防为主。此为十分重要的7项保健措施，精气神为人体三宝，而以神为帅，此7项中都提到养神，并有两项专讲养神，足见神为"重中之重"，预防为主治未病，更是高明之至，保健始终处于人生之首位，不能不引起高度重视。

2005年2月26日

上工治未病

“上工治未病”（《太平圣惠方·食治论》），“万物壮老，由气盛衰”、“因气而荣，因气而病”、“气流则和，气戾则病”、“气运则神和”。[《圣济总录》（宋元时代）]

李东垣：“脾胃之气既伤，而元气亦不能充，乃诸病之所由生也。”朱丹溪：“阳常有余，阴常不足，主保肾阴。”

高明的“上工治未病”强调了人生保健的第一性，治病的第二性；气血两者，以气为先，不可颠倒；李为“脾土派”，朱为“肾水派”，都有偏颇，实则肾为先天之本，脾为后天之本，两者必须结合起来，方是保健之本。

2005年2月27日

孔子三戒

元代养生家王珪，根据孔子云：“少之时，血气未定，戒之在色；及其壮也，血气方刚，戒之在斗；及其老也，血气既衰，戒之在得。”他加论证曰：“夫斗者，非特斗狠相持为斗，胸中才有胜心，即自伤和，学未明而傲，养未成而骄，志不行则郁而病矣，自暴自弃，言不及义而狂矣。戒之在得，不可因马念车，因车念盖，未得之，虑得之；既得之，虑失之，皆不利于养生也。”

讲得中肯，一针见血，余已老衰，切勿患得患失，方为养生之道。

2005年2月28日

虚极静笃

老子曰："致虚极，守静笃，万物并作，吾以观复，夫物芸芸，各复归其根。归根曰静，是谓复命；复命曰常，知常曰明，不知常，妄作凶，知常容，容乃公，公乃王，王乃天，天乃道，道乃久，殁身不殆。"

"虚极静笃"四字，实为老子哲学之纲。老子将静字做为人生之根，归静即是归根。提倡常与容，常便是客观规律，不依规律则凶，有容乃大，无容则殆，有公则王，无公则灭，天道是为"虚静常容公"，一篇短文丰富如海洋，高大如泰山，值得好好学习。

2005年3月1日

见素抱朴　少私寡欲

老子曰："见素抱朴，少私寡欲"，其言简而意深。目为神之窍，人目中应有个"素"字，简单而不繁为素，不食荤腥亦为素。佛道均讲一个素字，素有不求奢侈豪华之意。朴为诚实木讷，含而不露，反对虚伪，实实在在，做人要朴素，保健亦宜朴素。不提"无私无欲"，而提"少私寡欲"，有实事求是之意，无哗众取宠之心，不是只有少数先圣先哲能做到，而是人人可以争取，为人应当如此，保健亦应如此，善哉！善哉！

道法自然

老子曰："人法地，地法天，天法道，道法自然"，言简意深。"万物皆生于土"，"脾土为后天之本"，故曰人法地，法有"归从、服从"之意；天覆地盖，地有赖于天之灌溉、呵护孕育、生化，故曰"地法天"；大自然有其客观规律，这便是道，故曰天道，天法道；客观规律之本质是自然，故曰道法自然。在保健与治病之中，要注意顺其自然，即要认识客观规律，按客观规律去办事，就无往而不胜。

"自然而保健，保健出于自然"，这是相对之真理。

2005年3月3日

躁静之间

老子曰："重为轻根，静为躁君，轻则失根，躁则失君。"又曰："躁胜寒，静胜热。"人生静躁之间，甚有学问。静为阴，躁为阳，重为阴，轻为阳，寒为阴，热为阳，阴阳交泰而体健，阴阳失调而病生。阳刚而阴柔，刚则易折，柔可克刚，故人生躁者易夭折，过躁者更易夭折。静者寿长，人生要以"重为轻根，静为躁君"，真正做到阴阳交泰，方是养生之道。

2005年3月4日

圣人去甚去奢去泰

老子曰："是以圣人去甚，去奢，去泰"，又曰"益生曰祥"。大凡过甚，即为失常，任何事物均有其度，只宜度内，不可度外。过度即为过甚，脑力劳动、体力劳动，动与静都不要过甚，要水乳交融地结合起来。奢侈乃是浪费与暴殄天物，无益于生，无益于生，即为不祥。这里所谓的泰，是指过分安逸的享乐生活，所谓"忧劳可以兴国，逸豫足以亡身"。保健与治病要恰如其分，掌握分寸，注意顺应客观事物的发展规律，严格地按照规律办事，方能立于不败之地。

2005年3月5日

安其居　乐其俗

老子曰："甘其食，美其服，安其居，乐其俗。"这是老子描绘的安居养生之图。民以食为天，故而要心情愉快地吃饭，吃饭如若忧愁苦闷，势必影响健康；穿衣要穿得潇洒开心，自得其乐，自得其趣；住的地方要安静、平安、吉祥、和睦，无灾无难，平安才是真正的幸福；入乡要随俗，并要从内心快乐，与群众打成一片，其乐融融，不亦乐乎。

人不论身居何处，都要善于观察与适应环境，保护自己的健康，才不会有无妄之灾。

2005年3月6日

老子的养生思想

老子主张顺乎自然，清静无为，致虚极，守静笃。知足常乐，认为静胜躁，反对生生之厚，即奉养太过度，认为益生曰祥，即纵欲贪生为不祥之事。

顺乎自然，而不听其自然，乃是老子的中心思想，所谓“道法自然”，正是指此。自然是指事物发展的客观规律，认识客观规律，依照客观规律办事，就是“顺其自然”。虚与静又是老子又一重点，无虚不静，无静不虚，两者关系十分密切，切记！

2005年3月7日

吐故纳新

庄子曰：“其嗜欲深者，其天机浅”，“吹呴呼吸，吐故纳新，熊经鸟伸，为寿而已矣，此道引之士，养形之人，彭祖寿考者之所好也”。

人不可能无欲，要节欲而非纵欲，“天机”实指人之道行，道行深者善于节欲。“吐故纳新”，是指静的气功，“熊经鸟伸”，是指动功，动静结合，意味着“水火相济”，既能节欲，又能“水火相济”，必然长寿，此彭祖之所以能活八百岁也。

2005年3月8日

平易恬淡

庄子：夫恬淡寂寞，虚无无为，此天地之平而道德之质也。故曰：圣人休休焉则平易矣，平易则恬淡矣，平易恬淡则忧患不能入，邪气不能袭，故其德全而神不亏。

平是相对的，不平是绝对的，但人却贵在拥有相对之平。平安是福，平静是宝，贵在有平。人生切忌活得太辛苦，太疲累，要活得轻松、容易；恬是指快乐，快乐是幸福之花；淡，要把事看透看淡。淡食则是食疗之宝。

有德之人，是长寿之人。

2005年3月9日

纯而不杂　淡而无为

庄子：“形劳而不休则弊，精用不已则劳，劳则竭。水之性不杂则清，莫动则平，郁闭不流亦不清，天德之象也。”故曰：纯粹而不杂，静一而不变，淡而无为，动而以无行，此养神之道也（刻意）。

养神之道，贵在处好静、纯、淡、动，四字之间的微妙关系：静中有动，动中有静，以静为主；纯中有杂，杂中有纯，以纯为主；淡中有浓，浓中有淡，以淡为主。一般说来不可主次颠倒。神为人体三宝之首，故养神对人是特别重要的。

2005年3月10日

人之应畏

庄子：人之所取畏者，衽席之上，饮食之间，而不知为之戒者，过也(达生)。

人苦衽席不戒、饮食不宜，则损人身三宝精气神，而导致病灾。从积极方面看，亦可用之有益于人体“三宝”与消灾除病。可惜有人只看得见“有形之敌”，而无视于“无形之敌”，只看见“有形之贼”，而无视“无形之贼”，而无形之贼，则潜藏于衽席、饮食之间，若不戒之，则命危矣，愿君慎矣。

2005年3月11日

至道之精与至道之极

庄子：闻吾子达于至道，敢问治身奈何可以长久。“善哉问乎……至道之精，窈窈冥冥，至道之极，昏昏默默，无视无听，抱神以静，形将自正，必静必清。无劳尔形，无摇尔精，乃可以长生。目无所见，耳无所闻，心无所知，汝神将守形，形乃长生，慎女内，闭女外，多知为败”。

其实质为“静”与“忘”两字，尤其是一个“忘”字。忘掉一切不可能，其实忘也只能是相对的，而非绝对的。世间本无绝对之物，故对自己要求切莫太高，力求能够做到即可。

2005年3月12日

正则静　静则明

庄子："富贵显严名利六者，勃志也；容动色理气意六者，谬心也；恶欲喜怒哀乐六者，累德也；去就取与知能六者，塞道也。此四六者不荡胸中则正，正则静，静则明，明则虚，则无为而无不为也。"

君子有所为，有所不为，全仗胸中有股正气。胸中有正气，方能静。能静则明，能明则虚。虚不仅指谦虚，更是心胸开阔，能容万物，乃是世间真正聪明、高明之人。

2005年3月13日

切莫失性

庄子："且夫失性有五，一曰五色乱目，使目不明；二曰五音乱耳，使耳不聪；三曰五臭熏鼻，损伤肺脏；四曰五味浊口，使口厉爽；五曰趣舍滑心，使性飞扬，此五者皆生之害也。"

人身难得，自性难明，性命性命，有性方有命，无命亦无性，故人生切不可以失性。失性无异疯子，失去人性，只有兽性，那是那么可怕。心为君主，心正而后明，明则不失性，满腔浩然正气，实乃人生之至宝也。

万物之本

庄子：天道运而无所积，故万物成……水静犹明，而况精神，……夫虚静恬淡寂漠无为者，天地之平而道德之至……虚则静，静则动，动则得矣，静则无为，无为也则任事者责矣……夫虚静恬淡寂漠无为者，万物之本也。

万物之本说来，本文有八字经，“虚静恬淡寂漠无为”。虚字为首，虚有两重意义，一是谦虚，二是宽广博大。海纳百川，山容勺土，当然此应为人生“本中之本”，其次是静字。男人属阳，性刚，更宜以阴柔之静来克之，才能水火相济，形成和谐之体。

2005 年 3 月 15 日

静动结合以养神

庄子主张清静无为以养神，包括“清静无为”、“忘我无欲”，认为“万物无足以铙（挠）心者故静也”。清静养神以保形体，即“抱神以静，形将自正”、“神将守形”。初步揭示了静动结合以养神，更有利于健康长寿，主张顺其自然，反对过度。静动结合，静居其首，对于老年男性更为重要。男性阳刚，阳常有余，阴常不足，易阳亢阴虚而失眠。静为阴，阴者水也，阳者火也，静动结合，以静为主，便能水火相济，阴阳调和，有利健康。

2005年3月16日

孔子提倡食疗

《论语》："食不厌精，脍不厌细，鱼馁而肉败不食；色恶不食；臭恶不食；失饪不食；不时不食；割不正，不食；不得其酱，不食；肉虽多，不使胜食气，唯酒无量，不及乱，沽酒食脯不食；不撤姜食，不多食；祭于公，不宿肉，祭肉不出三日，出三日，不食之矣。食不语，寝不言。"

这是孔子列出的食经。他提倡讲求饮食的高质量，要吃新鲜，不可过量。宁可抛弃，也要保健，这正是老人值得注意的事。口乃气之窍，食不语，寝不言，正是讲求养气之道。要言不繁，切记！

2005年3月17日

要有大丈夫气概

《孟子》："养心莫善于寡欲"（《尽心·下》），"富贵不能淫，贫贱不能移，威武不能屈，此之谓大丈夫"（《滕文公·下》）。

浩然正气，长存于宇宙之间，人若有此正气，既可御邪于体外，亦可驱邪于体内，能达到"百病不侵"之境界。"养心莫善于寡欲"，人生不可能无欲，"人非草木，孰能无情"，但为了养心，要节其欲而使其寡，乃养心重要之道。

“治气”以“养心”

《荀子》：治气养气之术，血气刚强，则柔之以调和。知虑渐深，则一之以易良。勇胆猛戾，则辅之以道顺。……狭隘褊小，则廓之以广大。卑湿重迟贪利，则抗之以高志。庸众驽散，则劫之以师友。……凡治气养心之术，莫轻由礼，莫要得师，莫神一好，夫是谓治心养心之术也。

“养心”必要“治气”，“治气”方能“养心”。心为人体之君主，亦为人体神之源。力求心安，方能理得，若要理得，只有心安。要拜自己的心为师，以自己的心为镜，永远要讲天地良心，永远要正心诚意。永远要无私无欲，诸邪不侵而健康长寿。

2005年3月19日

不可怨天

天行有常，不为尧存，不为桀亡，应之以治则吉，应之以乱则凶。强本而节用，则天不能贫；养备而动时，则天不能病；修道而不二，则天不能祸，……不可以怨天，其道然也……圣人清其天君，正其天官，备其天养，顺其天政，养其天情，以全其天功，如是，则知其所为，知其所不为矣。(荀子：《天论》)

要善于识天，而非怨天，人体之天君心也。心正而清，是为根本，便可实现天养、天政、天情、天功，便会有所为与有所不为。

2005年3月20日

不惧他人说短长

荀子《天论》："天不为人之恶寒也辍冬，地不为人之恶辽远也辍广，君子不为小人之汹汹也辍行。天有常道矣，地有常数矣……君子道其常，而小人计其功。"诗曰："礼义之不愆，何恤人之言兮，此之谓也。"何谓常？即客观规律，也即客观真理。坚持真理之人，乃我行我素，不怕他人说长道短，这也是保健之道。为人之道，处世之道，人在江湖，身要由己，岂能随波逐流？

2005年3月21日

强本而节用

荀子养生思想，认为："唯圣人不求知天"，反对向天祈祷，主张"制天命而用之"，又主张"强本而节用"，"养备而动时"，反对"本荒而用侈，养略而动罕"，要按自然规律办事，以礼节制诸欲，以礼修身养性。

对人体保健来说，宜强本而节用。健康是身体之本，强本是人生要诀，应时时牢记在心，求天不如求己。节用也是重要环节，重点是个节字，更不能奢侈，切记！

2005年3月22日

心处其道

管仲："心之在体，君之位也，九窍之有职官之分也。心处其道，九窍循理，嗜欲充益，目不见色，耳不闻声，故曰上离其道，下失其事。虚其欲，神将入舍，扫除不洁，神乃留处。"

心为人体之君主，心处其道，即是说心需是明君，有道之君。人生百病，尤其是精神病，都是由于心失道而生，即使非精神病，也与心君失道有关，故曰养生保健关键，在于心得其道也。(《心论·上》)

2005年3月23日

去欲则宣 言不过实

管仲：人之所职者精也，去欲则宣，宣则静矣；静则精，精则独立矣；独则明，明则神矣，神者至贵也。心也者，智之舍也；故曰宫洁之者，去好过也，门者谓耳目也，耳目者所以闻见也。物固有形，形固有名，此言不得过实，实不得延名。君子恬愉无为，去智与故，言虚素也……不虚则忤于物矣。

去欲则宣，保神之诀在于节欲，言不过实，言行要实事求实，要谦虚谨慎，努力做到恬愉无为。

君子使物　不为物使

管仲《内业》：天主正，地主平，人主安静，……能正能静然后能定，定心在中，耳目聪明，四肢坚固，可以为精舍，精也者气之精者也。气道乃生，生乃思，思乃知，知乃止矣。一物能化谓之神，一事能变谓之智，……执一不失能君万物，君子使物不为物使，得一之理治心在于中。不以物乱官，不以官乱心，是谓中得。

君子使物不为物使，是乃本文要旨。人主安静，安静心君自正，可御诸邪，自当不为物所使，切记！

2005年3月25日

正心在中　万物得度

管仲《内业》：有神在身……失之必乱，得之必治，敬除其害，精将自来，精想思之，宁念治之，严容敬畏，精将至定，得之而勿舍，耳目不淫，心无他图，正心在中，万物得度。我心治，官乃治，我心安，官乃安。治之者心也，心以藏心，心之中又有心焉。

正心在中，实为本篇要义。人心非但要正，而且要放到中间，不可偏移，正与中，互相联系，互相依存，缺一不可，那么，万物就可以得其度了。

2005年3月26日

心全于中　形全于外

管仲《内业》：精存自生，其外安荣，内藏以为泉源，浩然和平以为气渊，渊之不涸，四肢乃固，泉之不竭，九窍遂通，乃能穷天地，披四海，中无惑意，外无邪蓄，心全于中，形全于外，不逢天谴，不遇人害，谓之圣人，人能正静，皮肤裕宽，耳目聪明，筋信而骨强。

心全于中，形全于外，心为人体之君主。非但要正而不邪，更要善于接受新生事物，不断地更新，有汩汩而不竭之泉源。所谓的全，也正是指此。病源于神，若要形全，必先神全，也即是心全，心乃神之主也。

2005年3月27日

食莫若无饱　思莫若勿致

管仲《内业》：思索生知，慢易生忧，暴傲生怨，忧郁生疾，疾乃死……食莫若无饱，思莫若勿致，……凡人之生也，天出其精，地出其形，合此以为人，和乃生，不和不生。

食莫若无饱，思莫若勿致，甚合养生保健之道。和乃生，不和不生，要诀在一个和字。社会要和谐，家人要和谐，兴旺发达要和谐，世界要和谐，和谐多么伟大！

2005年3月28日

人生必以平正

管仲《内业》：凡人之生也必以平正，所以失之，必以喜怒忧患。是故止怒莫若诗，去忧莫若乐，节乐莫若礼，守礼莫若敬，守敬莫若静，内静外敬能反其性，形将大定。

人生不可以失去平正，平者平安也。平而后安，安而后平，平安即是福。要有一股正气，正气常存，正气常浩，如泉之有源，如泰山般坚固、稳定，外御诸侮，内去诸邪，若能如此，是真大丈夫也。

2005年3月29日

得道之人　万物不害

管仲《内业》：凡人之生也，必以其欢，忧则失纪，怒则失端，忧悲喜怒，道乃无处。爱欲静之，遇乱正之，勿引勿推，福将自归。彼道自来，可藉与谋，静则得之，躁则失之。灵气在心，一来一逝，其细无内，其大无外，所以失之，以躁为害，心能执静，道将自定，得道之人，万物不害。

人生必以其欢，即要活得快乐而自在，情绪起积极之作用，和谐之作用，强调静而勿躁，道将自定，福将自归，得道之人，万物不害。

2005年3月30日

老则长虑

管仲养生思想，一是平正养生，即乐观端正，节欲去凶；二是虚静，恬愉养心神；三是静胜躁，提倡老则长虑，老者长动脑筋，不得痴呆症。

人老了，就要牢记老则长虑，重视适当的脑力劳动。记住“流水不腐，户枢不蠹”的规律，要打开心灵的窗口，接受新事物，不可拘泥守旧，抱残守缺，这是一个非常重要的问题。

2005年3月31日

全生而莫亏生迫生

子华子《阳城胥渠问》：全生为上，亏生者次之，迫生者斯为下矣。所谓全生者，六欲皆得其宜也。所谓亏生者，六欲分得其宜也，夫亏生则于其所尊者薄矣，其亏弥甚，则其尊弥薄。所谓死者，无有所知而复其未生也。所谓迫生者，六欲莫得其宜也，皆获其所甚恶者也，辱莫大于不义，不义者迫生也，故曰迫生不如死。

作者说得明白：跪着生，不如站着死。故曰迫生不如死，要努力争取全生，为实现理想奋斗。

2005年4月1日

医理与医意

子华子《北宫意向》：医者理也，理者意也。药者沦也，沦者养也。脏腑之伏也，血气之留也，空寂之塞也，关鬲之碍也，意其所未然也，意其所将然也。……以其所以有余也，而养其所乏也；以其所以益多也，而养其所损也；反其所养，则益者弥损矣；反其所养，则有余者弥乏矣。

要讲医理与医意。知其所未然，亦知其所将然，走在疾病之前、死神之前，而非"马后炮"，良医能治未病，此之谓也。保健第一，治病第二，不可颠倒。

2005年4月2日

既知所持　亦知所养

子华子《北宫意问》：至于智则知所以持矣，知其所持则知所以养矣。荣卫之行，无失厥常，六腑化谷，津液布扬，故能久长而不弊，流水不腐，以其逝故。户枢不蠹，以其运故也。是以精止则滞，神昏则伏，魂拘则沉，鬼散则耗，心忮则感，志郁则陷，意营则罔，思涩则殆，虑殚则蒙，智碍则愚。故所谓持者，持此者也；所谓养者，养此者也。

生命在于运动，养神养性养命亦在于运动。所持所养，关键在于运动，时时牢记心中。

2005年4月3日

去泰甚身乃无害

《韩非子·扬权》：夫香美脆味，厚酒肥肉，甘口而疾形；曼理皓齿，悦情而损精。故去泰甚，去泰身乃无害。

所谓的泰，乃是“富贵病”，泰甚就是贪图享受，殊不知这正是健康之敌，对生活的要求要适当，不可贪求太多。世间总是福中藏祸，祸里有福，祸福相依，要认清规律，顺其自然，方是真正的幸福。

2005年4月4日

圣人爱精神而贵处静

《韩非子·解老》：神不淫于外而生全，……故视强则目不明，听甚则耳不聪，思虑过度则智识乱。……所谓治人者，适动静之节，省思虑之费也。所谓事天者，不极聪明之力，不尽智识之任……。故曰：“治人事天莫如啬”，圣人爱精神而贵处静，圣人爱宝其神则精盛，民少欲则血气治，血气治而举动理，举动理则少祸害。

圣人爱精神，爱宝其神，此为本文要旨。神为人体三宝之首，足见其对保健之重要性，可惜许多人不惜其神，虚耗其神，浪掷其神，何等可惜，当以此为戒。

2005年4月5日

治病要治早治小

《韩非子·喻老》：千丈之堤以蝼蚁之穴溃，百尺之室，以突隙之烟焚。故曰：白圭之行堤也，塞其穴；丈人之慎火也，涂其隙。……此皆慎易以避难，敬细以远大者也。……故良医之治病也，攻之于腠理，此皆争之于小者也。

治病要治早治小，要如同拔萝卜，而不是割韭菜，此理天下同，不可一日忘。

2005年4月6日

全性之道

《吕氏春秋·本生》：是故圣人之于声色滋味也，利于性则取之，害于性则舍之，此全性之道也。……故圣人之制万物也，以全其天也，天全则神和矣，目明矣，耳聪矣，鼻臭矣，口敏矣，三百六十节皆通利矣。

人性难明，理应明之，应保其性善，除其性恶，保其性洁，除其性污，如挺立之青松，似傲雪之寒梅，方是人间大丈夫。只有做得好人，才能治得好病，做人与治病道理相同。

2005年4月7日

警惕富贵病

《吕氏春秋·本生》：出则以车，入则以辇，务以自佚，命之曰招蹶之机；肥肉厚酒，务以自强，命之曰烂肠之食；靡曼皓齿，郑卫之音，务以自乐，命之曰伐性之斧；三患者，富贵所致也。故古之人，有不肯富贵者，由重生故也。非夸以名也，为其实也，则此论之不可不察也。

富贵病之根源即富贵，缺乏运动与劳动，自以为享福，实则造病招灾。此福寓祸，祸福无门，唯人自召，一定要警惕。

2005年4月8日

养性　顺性　节性

《吕氏春秋·重已》：凡生长也，顺之也，使生不顺者，欲也。故圣人必选适欲，室大则多阴，台高则多阳，多阴则蹶，多阳则痿，此阴阳不适之患也。是故先王不处大室，不为高台，味不众珍，衣不惮热。……圣王之所以养性也，非好俭而恶费也，节乎性也。

对于性，要顺其自然，不要听其自然，养其性，要注意节其性，要有享受，但不可贪图享受，有理有节有度有约，方是养生之道。

2005年4月9日

莫失生本

《吕氏春秋·情欲》："天生人而使有贪有欲，欲有情，情有节，圣人修节以止欲，故不过行其情也。……圣人之所以异也，得其情也。……其于物也，不可得之为欲，不可足之为求，大失生本。"

欲与求太过，必失生本，人生之害应是贪字，贪字之害大矣哉。贪情欲，身体必垮；贪富贵，走向犯罪与毁灭；贪图享受，灾祸无数。精、气、神是人体"三宝"，亦是人体之本，贪必丧本，千万记住：莫失生本。

2005年4月10日

啬以养生

《吕氏春秋·情欲》：古人得道者生以寿长，声色滋味能久乐之，奚故，论早定也。论早定则知早啬，知早啬则精不竭，秋早寒则冬必暖矣，春多雨则夏必旱矣，天地不能两而况于人类乎？人之与天地也同，万物之形虽异，其情一体也。故古之治身与天下者，必法天地也。

对于生命必以啬，浪费生命便是大傻瓜。对于生命要吝啬再吝啬，做个实实在在的"守命奴"。

养生必须去害

《吕氏春秋·尽数》：长也者，非短而续之也，毕其数也。毕数之务，在乎去害。何谓去害？大甘、大酸、大苦、大辛、大咸，五者充形则生害矣；大喜、大怒、大忧、大恐、大哀，五者接神则生害矣；大寒、大热，大燥、大湿、大风、大霖、大露，七者动精则生害矣。故凡养生，莫若知本，知本则疾无至矣！

养生必须知本，知本必须去害，去害方可保其老本，终其天年。养害如养虎，养虎必为患。

2005年4月12日

动以养形

《吕氏春秋·尽数》：精气之集也，必有入也，……精气之来也，因轻而扬之，因走而行之，因美而良之，因长而养之，因智而明之。流水不腐，户枢不蠹，动也。形气亦然，形不动则精不流，精不流则气郁。郁处头则为肿为风，处耳则为病为聋，处目则为昏为盲，处鼻则为患为窒，处腹则为胀为积，处足则为痿为厥。

运动是生命之源，活动是养形之本。目前我太少活动是病根，一定要加强活动，尤其是散步。

无饥无饱

《吕氏春秋 · 尽数》：凡食无强厚味，无以烈味重酒，是以谓之疾首，食能以时，身必无灾。凡食之道，无饥无饱，是之谓五脏之葆。口必甘味，和精端容，将之以神气，百节虞欢，咸进受气，饮必小咽，端直无戾……夫以汤止沸，沸愈不止，去其火则止矣。

无饥无饱，五脏之葆，说到要害处，土生万物，保土即是保本，无饥无饱正是保本秘诀。

2005 年 4 月 14 日

应当真人

《吕氏春秋 · 先己》：凡事之本，必先治身，啬其大宝，用其新，弃其陈，腠理遂通，精气日新，邪气尽去，及其天年，此之谓真人。

能掌握自己命运者，方为真人，命运掌握在疾病与他人、甚至是庸医手中者，是为假人。人要啬其大宝，即珍惜精气神。能为此，是真人。

2005年4月15日

通与和为贵

《吕氏春秋·达郁》：凡人三百六十节，九窍五脏六腑。肌肤，欲其比也；血脉，欲其通也；筋骨，欲其固也；心志，欲其和也；精气，欲其行也，若此则病无所居，而恶无由生矣。病之留，恶之生也，精气郁也，故水郁则为污，树郁则为蠹，草郁则为蒉。

心志以和为贵，心和则通而不郁，可抗百病。心静则和，心乱则不和，故欲达到通和两字，要在静心上下功夫。

2005年4月16日

胜理则生全

《吕氏春秋·适音》：四欲之得也，在于胜理，胜理以治身则生全，以生全则寿长矣。

人生必以理制胜，热爱真理、追求真理、坚持真理、战胜各种邪念，使心这个君主成为英明的君主。这样才能取胜，能达到生全，生全应为真人，真人能掌握自己命运，便必然长寿。

注意适应　勿失其天

《吕氏春秋·侈乐》：寒温劳逸饥饱，此六者非适也。凡养者也，瞻非适而以之适者也，能以久处其适，则生长矣。生也者，其身固静，惑而后知，或使之也，遂而不返，制乎嗜欲，制乎嗜欲无穷，则必失其天矣！

要认清客观事物之发展规律而适应之，此养生之纲也。生活不处乎寒温劳逸饥饱，如均不适，则危矣，嗜欲无穷，毒己之药。人身之天，乃是人心，失心便是失天，失天，人就呜呼哀哉了！

2005年4月18日

理应自胜

《吕氏春秋·审为》：不能自胜而强不纵者，此之谓重伤，重伤之人，无寿类矣！

人之敌，往往就是自己。战胜他人易，而战胜自己难，不能战胜自己，便会重伤，这便是不可救药之人，神医也会束手无方，所以人理应自强不息，不断战胜自己，超越自己，向前！向前！

2005年4月19日

通于神明之道

《淮南子·原道训》：是故至人之治也，……去其诱慕，除其嗜欲，损其思虑。

人大怒破阴，大喜坠阳，薄气发瘖，惊怖为狂，忧悲多恚，病乃或积，好憎繁多，祸乃相随，故心不忧乐，德之至也；通而不变，静之至也；嗜欲不载，虚之至也；无所好憎，平之至也；不与物散，粹之至也。得此五者，则通于神明，通于神明者，得其内也，是故以中制外，百事不废，中能得之，则外能收之。中之得，则五脏宁思虑平，筋力劲强，耳目聪明，疏达而不悖……其魂不躁，其神不娆。

2005年4月20日

静而日充其神

《淮南子·原道训》：贪食多欲之人，且嗜于势利，诱慕于名位，冀以过人之智，植于高世，则精神日以耗而弥远，久淫而不还，形闭中距，则神无由入矣。……夫精神气志者，静而日充者以壮，躁而日耗者以老，是故圣人将养其神，和弱其气，平夷其形，而与道沉浮俯仰。

提倡一个静字，能入静则神日充，反对一个躁字，躁则伤神，可不慎乎！

2005年4月21日

抱德以终年

《淮南子·淑真训》：夫圣人量腹而食，度形而衣，节于己而已，贪污之心奚由生哉。静漠恬淡，所以养性也，和愉虚无，所以养德也。外不扰内则性得其宜，性不动和则德安其位，养生以经世，抱德以终年，可谓能体道矣。若然者，血脉无郁滞，五脏无蔚气。

我最欣赏：养生以经世，抱德以终年。做一个高尚之人，纯粹之人，有道德之人，无愧无悔之人。

2005年4月22日

精神旺盛之奥秘

《淮南子·精神训》：血气者人之华也，而五脏者人之精也。夫面气能专于五脏，而不外越，则胸腹充而嗜欲省矣，胸腹充而嗜欲省，则耳目清听视达矣。耳目清听视达谓之明，五脏能属于心而无垂，则精神胜而气不散矣。

精神盛而气不散则理，理则均，均则通，通则神，神则以视无不见，以听无不闻也，以为无不成也，是故忧患不能入，而邪气不能袭。

血气能专于五脏，是精神旺盛之源，神贵在内聚而不分散，贵在静而不躁。

精神内守而少言

《淮南子·精神训》：夫孔窍者精神之户窗也，而气志者五脏之使候也……使耳目精神玄达而无诱慕，气志虚静恬愉而省嗜欲，五脏定宁充盈而不泄，精神内守形骸而不外越。则望于往世之前，而视于来事之后，犹未足为也，岂直祸福之间哉，故曰其出弥远者，其知弥少以言。

精神内守，沉默是金。内守可以养神，沉默可助深思，宁静则可以致远，切勿夸夸其谈，既是损气，又言多必失，记住！

2005年4月24日

保重精神以修生

《淮南子·精神训》：夫精神之不可使外淫也。是故五色乱目，使目不明；五声哗耳，使耳不聪；五味乱口，使口爽伤；趣舍滑心，使行飞扬，此四者，天下之所以养性也，然皆人累也。故曰嗜欲者使人之气越，而好憎者使人之心劳，弗疾去则志气日耗。夫人之所以不能终其寿命而中道夭于形戮者，何也？以其生生之厚，夫唯能无以生为者，则所以修得生也。

享受不宜过度，只宜适可而止，一切要从保养精神着眼，劳神之享受，不可为也，切记！

正气常存

《淮南子·诠言训》：圣人胜心，众人胜欲，君子行正气，小人行邪气。内便于性，外合于义，循理而动，不系于物者，正气也。推于滋味，淫于声色，发于喜怒，不顾后患者，邪者也。邪与正相伤……不可两立……食之不宁于体，听之不合于道，视之不便于性，三官交争，以义为制者，心也……凡治身养性，节寝处，适饮食，和喜怒，便动静，使在已者得而邪气因而不生。

胸中正气常存，自有光明天地，正气无敌，常存人间。

2005年4月26日

体强在于气强

王充《论衡·气寿》：夫禀气渥则其体强，体强则其寿长，气薄则其体弱，体弱则命短……传称老子二百余岁，邵公百八十，高宗享国百年，周穆王享国百年，并未享国之时，皆出百三四十岁矣。

气强是体强与长寿之源，人体有正气、元气、荣气、卫气。宇宙间之清气、氧气，都是无价之宝，要学会呼吸、采气，吐故纳新，增强体魄。

2005年4月27日

自守与自保

王充《论衡·自纪》：养气自守，适时则酒。闭明塞聪，爱精自保，适辅服药引导，庶冀性命可延，斯须不老。既晚无还，垂书示后，唯人生命，长短有期，人亦虫物，生死一时。

自守方能自保，自保寄于自守。目为神之窍，闭目可以养神；耳为精之窍，塞聪可以养精；口为气之窍，沉默可以养气。人之寿命，顺其自然，而非听其自然，努力则可延年。

2005年4月28日

阴阳大道论

《中藏经·阴阳大要调神论》：天者阳之宗，地者阴之属，阳者生之本，阴者死之基。天地之间，阴阳辅佐者人也。得其阳者生，得其阴者死。阳中之阳为高真，阴中之阴为幽鬼，故钟于阳者长，钟于阴者短。多热者阳之主，多寒者阴之根。阳务其上，阴务其下；阳行也速，阴行也缓；阳之体轻，阴之体重。阴阳平，则天地和而人气宁，阴阳逆，则天地否而人气厥。故天地得其阳则炎炽，得其阴则寒凛。阳始于子前，末于午后；阴始于午后，末于子前。

2005年4月29日

水火通济

《中藏经·阴阳大要调神论》:《金匮》曰:秋首养阳,春首养阴,阳勿外闭,阴勿外侵,火出于木,水生于金。水火通济,上下相寻,人能循此,永不湮沈。

人体贵在水火通济,相通方能相济,相济方能相通。水为肾,火为心,心和心静是为关键。心不和不静,则必然凌肾,凌肾为人之大忌,切记!

2005年4月30日

阴阳相应 方乃和平

《中藏经·阴阳大要调神论》:举止失宜,自致其罹,外以风寒暑湿,内以饥饱劳役为败。火来坎户,水到离扃,阴阳相应,方乃和平。阴常宜损,阳常宜盈,居之中者,阴阳匀停。是以阳中之阳,天仙赐号,阴中之阴,下鬼持名,顺阴者多消灭,顺阳者得长生。

要点在阴阳相应,才乃和平,和平之心境,乃得长生。

2005年5月1日

法于阴阳

《黄帝内经·素问·上古天真论》：岐伯对曰：上古之人，其知道者，法于阴阳，和于术数，食饮有节，起居有常，不妄作劳，故能形与神俱，而尽终其天年，度百岁乃去。今时之人不然也，以酒为浆，以妄为常，醉以入房，以欲竭其精，以耗散其真，不知持满，不时御神，务快其心，逆于生乐，起居无节，故半百而衰也。

阴阳是纲、阴阳是法，是健康之法、长寿之法。

2005年5月2日

人体内药的精华

心、肾、肺、肝、脾，这生命的精华，人体健康的精华，中医治病的精华，人体内药的精华，也就是体内的五脏，是以心脏为首的。心为君主、肾为皇后、肺为宰相、肝为大将、脾为人民大众。君主对于人体当然起着决定性的作用。心代表人体之乾，乾为阳，乾为天；肾代表人体之坤，坤为阴，坤为地。心与肾乃是人体体内的夫妻，可以想见人体的天处于何种重要的地位。人体有三宝，即精、气、神。精主源于肾，气主源于肺，神主源于心。以神为统帅，三者关系密切，不可分割，而心神又在三宝中起主导作用。

2005年5月3日

春养其志

《黄帝内经·素问·四气调神大论》：春三月，此谓发陈，天地俱生，万物以荣，夜卧早起，广步于庭，被发缓形，以使志生，生而勿杀，予而勿夺，赏而勿罚，此春气之应，养生之道也。逆之则伤肝，夏为寒变，奉长者少。

春养其志，亦养其肝，勿杀、勿夺、勿罚，取和谐和平之意，保持生机勃勃，积蓄力量，奋战全年。

2005年5月4日

使志无怒

《黄帝内经·素问·四气调神大论》：夏三月，此谓蕃秀，天地气交，万物华实，夜卧早起，无厌于日，使志无怒，使华英成秀，使气得泄，若所爱在外，此夏气之应，养长之道也。逆之则伤心，秋为痎疟，奉收者少，冬至重病。

夏保要诀是使志无怒，更不能闷气、呕气，要活得轻松愉快以养其心。

2005年5月5日

使志安宁

《黄帝内经·素问·四气调神大论》：秋三月，此谓容平，天气以急，地气以明，早卧早起，与鸡俱兴，使志安宁，以缓秋刑，收敛神气，使秋气平，无外其志，使肺气清，此秋气之应，养收之道也。逆之则伤肺，冬为飧泄，奉藏者少。

秋有肃杀之气，故称秋刑。保生之诀，使志安宁，既安且宁，宁中有安，要收敛神志，内守五脏六腑，从安静中取胜，讲求平安、平和、宁静、和谐。

2005年5月6日

养藏之道

《黄帝内经·素问·四气调神大论》：冬三月，此谓闭藏，水冰地坼，无扰乎阳，早卧晚起，必待日光。使志若伏若匿，若有私意，若已有得，去寒就温，无泄皮肤，使气亟夺，此冬气之应，养藏之道也。逆之则伤肾，春为痿厥，奉生者少。

要以养藏两字上下去理解，养而善藏，藏而有养，勿露锋芒，力保平安。

2005年5月7日

死生之本

《黄帝内经·素问·四气调神大论》：夫四时阴阳者，万物之根本也。所以圣人春夏养阳，秋冬养阴，以从其根，……逆其根，则伐其本，坏其真矣。故阴阳四时者，万物之终始也，死生之本也，逆之则灾害生，从之则苛疾不起，是谓得道。道者，圣人行之，愚者佩之。

记住阴阳四时，为死生之本，可顺之而不可逆之！

2005年5月8日

圣人治未病

《黄帝内经·素问·四气调神大论》：从阴阳则生，逆之则死，从之则治，逆之则乱。反顺为逆，是为内格。是故圣人不治已病治未病，不治已乱治未乱，此之谓也。夫病已成而后药之，乱已成而后治之，譬犹渴而穿井，斗而铸锥，不亦晚乎！

治未病即是保健，保健重于治病，此生生存，即保健，天天保，月月保，年年保，与疾病斗，与死神斗，其乐无穷也。

2005年5月9日

阴平阳秘 精神乃治

《黄帝内经·素问·生气通天论》：阳气者，若天与日，失其所，则折寿而不彰。阴者，藏精而起亟也；阳者，卫外而为固也。因而饱食，筋脉横解，肠澼为痔；因而大饮，则气逆；因而强力，肾气乃伤，高骨乃坏。凡阴阳之要，阳密乃固，两者不和，若春无秋，若冬无夏，因而和之，是谓圣度。故阳强不能密，阴气乃绝，阴平阳秘，精神乃治，阴阳离决，精气乃绝。

2005年5月10日

谨和五味

《黄帝内经·素问·生气通天论》：阴之所生，本在五味，阴之五宫，伤在五味。是故味过于酸，肝气以津，脾气乃绝；味过于咸，大骨气劳，短肌，心气抑；味过于甘，心气喘满，色黑，肾气不衡；味过于苦，脾气不濡，胃气乃厚；味过于辛，筋脉沮弛，精神乃央。是故谨和五味，骨正筋柔，气血以流，腠理以密，如是则骨气以精。谨道如法，长有天命。

注意：和则不过，过则不和。

不宜偏食

《黄帝内经·素问·至真要大论》：夫五味入胃，各归所喜，故酸先入肝，苦先入心，甘先入脾，辛先入肺，咸先入肾，久而增气，物化之常也。气增而久，夭之由也。

偏食是人生之大害，食五味应保持其微妙之平衡，不可失衡，偏食必然失衡，如同慢性自杀，不可不慎。“五味俱口尝，缺啥补啥”，应是饮食之准则。

2005年5月12日

各如其常 故能长久

《黄帝内经·灵枢·天年》：黄帝曰：人之寿夭……愿闻其道。岐伯曰：五藏坚固，血脉和调，肌肉解利，皮肤致密，营卫之行，不失其常，呼吸微徐，气以度行，六腑化谷，津液布扬，各如其常，故能长久。黄帝曰：人之寿百岁而死，何以致之？岐伯曰：使道隧以长，基墙高以方，通调营卫，三部三里起，骨高肉满，百岁乃得终。

各如其常，乃是顺客观之规律办事，便是长寿之诀。

2005年5月13日

老要服老

《黄帝内经・灵枢・天年》：岐伯曰：人生十岁，五藏始定，血气已通，其气在下，故好走。二十岁，血气始盛，肌肉方长，故好趨。三十岁，五藏大定，肌肉坚固，血脉盛满，故好步。四十岁，五藏六腑，十二经脉，皆人盛以平定，腠理始疏，荣华颓落，发颇斑白，平盛不摇，故好坐。五十岁，肝气始衰，肝叶始薄，胆汁始减，目始不明。六十岁，心气始衰，苦忧悲，血气懈惰，故好卧。七十岁，脾气虚，皮肤枯。八十岁，肺气衰，魄离，故言善误。九十岁，肾气焦，四藏经脉空虚。百岁，五藏皆虚，神气皆去，形骸独居而终矣。

2005年5月14日

身以心为本

董仲舒《春秋繁露・通国身》：气之清者为精，……治身者以积精为宝，……身以心为本，……精积其本则血气相承受，……则形体无所苦，……然后，身可得而安也。……夫欲致精者，必虚静其形，……形静志虚者，气精之所趣也……。故治身者，务执虚静以致精，……能致精则合明而寿。

身以心为本，心必虚与静，本文之要旨也。要达到致虚极，守静笃，便不易为也。

2005年5月15日

养生应重于义

《春秋繁露·身之养重于义》：天之生人也，使人生义与利，利以养其体，义以养其心。心不得义不能乐，体不得利不能安。义者心之养也，利者体之养也。体莫贵于心，故养莫重于义，义之养生人大于利。

人甚有利而无大义，虽甚富，则羞辱大恶、恶深祸患重……莫能乐生而终其身，刑戮夭折之民是也。夫人有义者，虽贫能自乐也，而无大义者，虽富莫能自存，吾以此实义之养生大于利而厚于财也。

2005年5月16日

节之而顺之

《春秋繁露·阳尊阴卑》：夫喜怒哀乐之发，可节而不可止也，节之而顺，止之则乱。

片文言简而意深，人非草木，孰能无情。故喜怒哀乐人必有之，认清规律而顺其自然，便是可节而不可止之真谛。斩情绝欲，非但不可能，且促其乱，对己要认清此理，对他人也要认清此理，不可强求。

2005年5月17日

“德和”与“道中”

《春秋繁露·循天之道》：循天之道以养其身，谓之道也。……夫德莫大于和，而道莫正于中，中者天地之美达理也，圣人之所保守也。诗云：不刚不柔，布政优优，此非中和之谓乎，是故能中和理天下者，其德大盛，能以中和养其身者，其寿极命。男女之法，法阴与阳，养身以全，一岁四起业而必于中，中之所为而必就干和。故曰：和其要也，和者，天地之正也，阴阳之平也，其气最良，物之所生也。

注意和、中两字诀，循天之道，是不可以违反的。

2005年5月18日

切莫害气

《春秋繁露·循天之道》：泰实则气不通，泰虚则气不足，热胜则气寒，泰劳则气不入，泰佚则气宛至。怒则气高，喜则气散，忧则气狂，惧则气慑，凡此种种气之害也，而皆生于不中和。故君子怒则反中而自说以和，喜则反中而收之以正，忧则反中而舒之以意，惧则反中而实之以精。

害气即是害健康，只有以一个中字去调节，方能保气保健康，中字诀十分重要。

2005年5月19日

取天地之美以养生

《春秋繁露·循天之道》：仁人之所以多寿者，外无贪而内清静，心平和而不失中正，取天地之美以养其身。是其且多且治，鹤之所以寿者，无宛气于中，……猿之所以寿者，好引其末。故气四越……天之气常动而不滞，是故道者亦不宛气。

所谓不宛气，是指气动而不滞，所谓引其末，是指非但四肢动，而且手指、脚趾也动，天地之美在于动而不滞，动是生命与健康之母。

2005年5月20日

美而和之　节而法之

《春秋繁露·循天之道》：是故君子养而和之，节而法之，去其群泰，取其群和。高台多阳，广室多阴，远天地之和也，故人弗为，适之而已矣。天地之气，不致盛满，不交阴阳，是故君子甚爱气而游于房。

君子爱护其气，讲其和与法两字，游于房是指节制房事，方有利于精、气、神三宝，养而和之，节而法之，是本文要旨。

2005年5月21日

静神以养气

《春秋繁露·循天之道》：故养生之大者，乃在爱气。气从神而成、神从意而出，心之所之谓意，意劳者神扰，神扰者气少、气少者难久矣。故君子闲欲止恶以平意，平意以静神，静神以养气，气多而治，则养生之大者得矣。

养生之大者是养气，而静神则是养气之关键，平意方能静神，闲欲才能平意，一环套一环，不可大意。

2005年5月22日

中和常在乎其身

《春秋繁露·循天之道》：精神者生之内充也，外泰不若内充，……忿恤忧恨者生之伤也，和说劝善者生之养也。……凡养生者，莫精于气，……居处就其和，劳秩居其中，寒暖无失适，饥饱无过平，欲恶度理，动静顺性命，喜怒止于中，忧惧反之正，此中和常在乎其身，谓之大得天地泰。

中和方能得天地之大泰。

知一过之害生

稽康《养生论》：是以君子知形恃神以立，神须形以存，悟生理之易逝，知一过之害生。故修性以保神，安心以全身，爱憎不栖于情，忧喜不留于意，泊然无感而体气和平，又呼吸吐纳，服食养生，表里俱济也。

悟生理之易逝，知一过以害生，此二语要切记！

2005年5月24日

不可神躁

稽康《养生论》：夫服药求汗，或有弗获，而愧情一集，涣然流离，……此言之，精神之于形骸，犹国之有君也。神躁于中，而形丧于外，犹君昏于上，国乱于下也。

心神绝对不可以躁，躁既败心，也会祸身。我吃躁亏，几乎毁灭一生，要保持以静心、平常心、平淡心、平和心，以和为贵，以平为准。

2005年5月25日

诚知性命之理

嵇康《养生论》：故神农曰："上药养命，中药养性，诚知性命之理，因辅养以通也。而世人不察，惟五谷是见，声色是耽，目惑玄黄，耳务淫哇。滋味煎其腑脏，醴醪鬻其肠胃，香芳腐其骨髓，喜怒悖其正气，思虑销其精神，哀乐殃其平粹。夫以蕞尔之躯，攻之者非一涂，易竭之身而外内受敌，身非木石，其能久乎。"

保健学就是"勿伤学"，要以中、和、平、静四字对之。

2005年5月26日

害成于微

嵇康《养生论》：其自用甚者，饮食不节，以生百病。……至于措身失理，亡之于微，积微成损，积损成衰，从衰得白，从白得老，从老得终。……害成于微，而救之于著，故有无功之治。

记住：害成于微，大病来源于小病，小病来源于疏忽，防微杜渐是保健之要诀，不可麻痹大意。

2005 年 5 月 27 日

理知至物微妙

嵇康《养生论》：夫至物微妙，可以理知，难以目识，……今以躁竟之心，涉希静之涂，意速而事迟，望近而应远，故莫能相终。夫悠悠者，既以未效不求，而求者以不专丧业，偏特者以不兼无功，追术者以小道自溺。凡若此类，故欲之者万无一成也。

注意：追求真理，以理为钥，开启成功之门，勿以小道自溺。

2005 年 5 月 28 日

遗生而后身存　忘欢而后乐足

嵇康《养生论》：清虚静养，少私寡欲，知名位之伤德，故忽而不营。……识厚味之害性，故弃而弗顾。……外物以累心不存，神气以醇白独著。旷然无忧患，寂然无思虑。又守之以一，养之以和，和理日济，同乎大顺，……无为自得，体妙心玄，忘欢而后乐足，遗生而后身存，……自然长寿矣。

遗生而后身存，忘欢而后乐足，妙哉斯二言。

2005年5月29日

恬愉淡泊

葛洪《抱朴子・内篇论仙》：夫求长生，修至道，诀在于志，不在富贵也。……学仙之法，欲得恬愉淡泊，涤除嗜欲，内视反听，尸居无心。

恬愉淡泊，是本篇主旨。尸居无心四个字，应是相对的，不是绝对的。嗜欲也不可能完全涤除，少嗜寡欲即可。内视反听则是修道要法，可以试行，有利健康，成仙是不可能的。

2005年5月30日

至要在于宝精行气

葛洪《抱朴子・内篇释滞》：欲求神仙，唯当得其至要，至要者，在于宝精行气。……其大要者，胎息而已，得胎息者，能不以鼻口嘘吸，如在胞胎之中。初学行气，鼻中引气而闭之，阴以心数至一百二十，乃以口微吐之，吐之及引之，皆不欲令耳闻其气出入之声，常令入多出少，以鸿毛着鼻口之上，吐气而鸿毛不动为候也。渐习转增其心数，久久可至千，至千则老者更少，日还一日矣。

此为练胎息基本功，坚持如恒，方有效果，不可急躁冒进。

2005年5月31日

得其节宣之和

葛洪《抱朴子·内篇释滞》：人不可以都绝阴阳，阴阳不交则坐致壅瘀之病，故幽闭怨旷，多病而不寿也。任情肆意，又损年命，唯有得其节宣之和，可以不损。

得其节宣之和十分重要，其实乃是保持阴阳相对平衡的问题。所谓的保健之学，即是保持相对平衡的学问。孤阴独阳都是不利于健康的。

2005年6月1日

养生以不伤为本

葛洪《抱朴子·内篇极言》：仙经曰："养生以不伤为本"，要上言也。神农曰："百病不愈，安得长生"。才所不逮而困思之，伤也；力所不胜而强举之，伤也；悲哀憔悴，伤也；喜乐过多，伤也；汲汲所欲，伤也；久谈言笑，伤也；寝息失时，伤也；挽弓引弩，伤也；沉醉呕吐，伤也；饱食即卧，伤也；跳走喘乏，伤也；欢笑哭泣，伤也；阴阳不交，伤也；积伤至尽则亡，早亡非道也。

列举十三伤，均值得注意。

2005年6月2日

养生之方

葛洪《抱朴子·内篇极言》：是以养生之方，唾不及远，行不疾步，耳不极听，目不久视，坐不至久，卧不及疲。先寒而衣，先热而解，不欲极饥而食，食不过饱；不欲极渴而饮，饮不过多。凡食过则结积聚，饮过则成痰癖。不欲甚劳甚逸，不欲起晚，不欲汗流，不欲多睡，不欲奔车走马，不欲极目远望，不欲多啖生冷，不欲饮酒当风，不欲数数沐浴，不欲广志远愿，不欲规造异巧，冬不欲极温，夏不欲穷凉，不露卧星下，不眠中见肩。

2005年6月3日

五味入口　不欲偏多

葛洪《抱朴子·内篇极言》：五味入口，不欲偏多。故酸多伤脾，苦多伤肺，辛多伤肝，咸多伤心，甘多伤肾，此五行自然之理也。凡言伤者，亦不便觉也，谓久则寿损耳。

五味都是人体所必需，但要适当，一则缺啥补啥，二则不偏食，保持相对平衡。

调和阴阳为大法

葛洪《抱朴子·内篇极言》：是以善摄生者，卧起有四时之早晚，兴居有至和之常制，调和筋骨有偃仰之方，杜疾闭邪有吞吐之术，流行营卫有补泻之法，节宣劳逸有与夺之要。忍怒以全阴气，抑喜以养阳气，然后先将服草木以救亏缺，后服金丹以定无穷，长生之理，尽于此矣。

调和阴阳是为大法，相对平衡是为大纲。

2005年6月5日

小益亦修　小损也防

葛洪《抱朴子·内篇极言》：故治身养性谨务其细，不可以小益为不平而不修，不可以小损为无伤而不防。凡聚小所以就大，积一所以至亿也，若能受之于微，必成之于著。

防微杜渐，严格要求不可不慎。要成为生之主人，自己的主人，遇事就要果断，不为物奴，不为事奴，不为身外之奴，心君要真正成为权威。

2005年6月6日

养生妙方十二少

张湛《养生要集》：引《小有经》：少思、少念、少欲、少事、少语、少笑、少愁、少乐、少喜、少怒、少好、少恶，行此十二少，养生之都契也。

只提个少字，而非无字。便是有实事求是之心，无哗众取宠之意。少是妙方，少是妙药，把握好分寸，生活才变得更快乐。

2005年6月7日

养生妙方除去十二多

张湛《养生要集》：多思则神殆，多念则志散，多欲则损智，多事则神疲，多语则气争，多笑则伤脏，多愁则心慑，多乐则意溢，多喜则妄错昏乱，多怒则百脉不定，多好则专迷不治，多恶性则焦煎无欢。此十二多不除，伤生之本，无少无多，几于真人也。

过多则偏，背离中和之道，什么事都有其度，过度就不好，记住适当适度四字，人非草木，孰能无情，并非斩情而绝性也。

养生二十八禁

张湛《养生要集》：引神仙图：禁无施精，寿命夭；禁无大食，百脉闭；禁无太息，精漏出；禁无久立，神倦极；禁无大温，消骨髓；禁无大饮，膀胱急；禁无久卧，精气斥；禁无大寒，伤肌肉；禁无久视，令目蒙；禁无久语，舌枯渴；禁无久坐，令气逆；禁无热食，伤五气；禁无啄唾，失肥汁；禁无喜怒，神不乐；禁无多眠，神放逸；禁无寒食，生病结；禁无出涕，令涩渍；禁无大喜，神越出；禁无远视，劳神气；禁无久听，聪明闭；禁无食生，害肠胃；禁无嗷呼，惊魂魄；禁无远行，劳筋骨；禁无久念，志恍惚；禁无酒醉，伤生气；禁无哭泣，神悲戚；禁无五味，伤肠胃；禁无久骑，伤筋络。二十八禁，天道恶，不避此忌，行道无益。

练胎息基本功

张湛《养生要集》：从夜半到日中为生气，从日中到夜半为死气。常以生气时偃卧，瞑目握固，闭气不息，于心数至二百，乃口吐气出之。日增息，如此身神五脏俱安。能闭息数至二百五十，华盖美，耳目聪明，举身无病，邪不干也。

此为练胎息基本功，不同于前者是讲生气时练，故亦写下，供练习之用。坚持下去，行之若干年方有效果。

2005年6月10日

"宜少不宜多"之诀要

张湛《养生要集》：齿，骨之穷也，朝朝琢齿，齿不龋，食毕当嗽口数过，不尔，令人病龋齿。发，血之穷也，千过梳发，发不白。冬季棉衣稍宜晚着，仍渐渐加厚，不得顿温，此乃将息之妙矣。食不欲过饱，故道士先饥而后食也；饮不欲过多，故道士先渴而饮也。晚饭少吃口，活到九十九，饭后不宜饮水，饱食不可疾走。

2005年6月11日

老而寡欲　闲心劳形

陶弘景《养性延命录》：列子曰：少不勤行，壮不竞时，长而安贫，老而寡欲，闲心劳形，养生之方也。

安贫寡欲，闲心劳形，实为养生之纲。不贪为宝，处处不贪，事事不贪，时时不贪，清廉养性，闲心养命，劳形养健，长命百岁，并非难事。

2005年6月12日

天道自然　人道自己

陶弘景《养性延命录》：夫形生愚智，天也；强弱寿夭，人也。天道自然，人道自己。始而胎气充实，生而乳食有余，长而滋味不足，壮而声色有节者，强而寿；始而胎气虚弱，生而乳食不足，长而滋味有余，壮而声色自放，弱而夭。生长全足，加之导养，年未可量。

天道自然，人道自己，是为人生之至理。山不可靠，水不可靠，天不可靠，地不可靠，他人他物不可单纯依靠，要靠的是自己，是自己的努力奋斗，养生亦是如此。

2005年6月13日

自己掌握命运

陶弘景《养性延命录》：道机曰：人生而命有长短者，非自然也，皆由将身不谨，饮食过差，淫佚无度，忤逆阴阳，魂神不守，精竭命衰，百病萌生，故不终其寿。

人必须自己掌握自己的命运，不靠天、不信神，要相信自己、依靠自己，当世界的主人，当自己的主人，才能取得最宝贵的自由。

2005年6月14日

神为生之本

陶弘景《养性延命录》：太史公司马曰：夫神者，生之本；形者，生之具也。神大用则竭，形大劳则毙。神形早衰，欲与天地长久，非所闻也。故人之所生者神也，神之所托者形也。神形离别则死，死者不可复生，离者不可复返，故乃圣人重之。

人体三宝精、气、神，以神为道，神旺形旺，神衰形衰，神灭形灭，要保持一个好好的精神。

2005年6月15日

和心　少念　静身　损虑

陶弘景《养性延命录》：目不欲视不正之色，耳不欲闻丑秽之言，鼻不欲闻膻腥之气，口不欲尝毒辣之味，心不欲谋欺诈之事。夫常人不得无欲，又复不得无事，但当和心、少念、静身、损虑，先去乱神犯性，此则啬神之一术也。

和心最是要紧，和生财、和生智、和生福、和生爱、和生健、和生成、把住一个“和”字，一生受用无穷。

2005年6月16日

知药与节用

陶弘景《养性延命录》：《中经》曰：静者寿，躁者夭。静而不能养减寿，躁而能养者延年。老君曰：人生大期，百年为限，节护之者，可至千岁。如膏之用小炷与大耳，众人大言而我小语，众人多烦而我少记，众人悖暴而我不怒，不以人事累意，不修仕禄之业，淡然无为，神气自满，以为不死之药，天下莫我知也。

只有长寿之方，并无不死之药，啬神是为节药长寿妙方，切记！

2005年6月17日

要使饮食为益

陶弘景《养性延命录》：陈纪元方曰：百病横夭，多由饮食。饮食之患，过于声色。声色可以绝之逾年，饮食不可废之一日，为益亦多，为患亦切。

要使饮食为益，便是讲求食疗，韩剧《大长今》十分重视食疗，读之使我汗颜。要注意饮食之阴阳，五味相对平衡，便为益良多。失衡即危害，记住！

2005年6月18日

中和久寿

陶弘景《养性延命录》：张道人年百数十，甚翘壮也。云：养性之道，莫久行、久坐、久卧、久视、久听，莫强食饮，莫大沉醉，莫大愁忧，莫大哀思，此所谓能中和，能中和者，必久寿也。

中和便是勿走极端，既是成功之道，亦为养生之道。中是适当适度，和是和气生健生福，有中和为贵，心境宁静而平和。

2005年6月19日

我命在我不在天

陶弘景《养性延命录》:《仙经》曰:我命在我,不在天。但愚人不知此道为生命之要,所以致白病风邪者,皆由恣意极情,不知自惜,故虚损生也。譬如枯朽之木,遇风即折;将崩之岸,值水先颓。今若不能服药,但知爱精节情,亦得一、二百年寿也。

我命在我,人理应珍惜生命,自爱自强。

2005年6月20日

养生十项大要

陶弘景《养性延命录》:张湛养生集曰:养生大要,一曰啬神,二曰爱气,三曰养形,四曰导引,五曰语言,六曰饮食,七曰房室,八曰反俗,九曰医药,十曰禁忌,过此以往,义可略焉。

十项中医药只占其第九位,足见其他重于医药,防病保健始终是第一位的,岂有他哉!要重视啬神,是第一要项。

2005年6月21日

逸乐人不寿

陶弘景《养性延命录》:青牛道士言:人不欲使乐,乐人不寿。但当莫强健为力所不任……倦而不息,以致筋骨疲竭耳,然于劳苦胜于逸乐也。能从朝至暮，常有所为，使之不息乃快，但觉极当息，息复为之，此与导引无异也。夫流水不腐，户枢不蠹者，以其劳动数故也。饱食不用坐与卧，欲得行步，务作以散之，不尔，使人得聚积不消之疾，及手足痹蹶，必损年寿也。

劳其形、闲其心，是保健要诀，切记！

2005年6月22日

体欲常劳　食欲常少

陶弘景《养性延命录》：皇甫隆问青牛道士，道士云：体欲常劳，食欲常少，劳无过极，少无过虚，去肥浓、节咸酸、减思虑、损喜怒、除驰逐、慎房室。

这是很全面而宝贵的养生保健方法，体欲常劳、食欲常少是其纲，要倡导平常心、平淡心、平安心、平和心、平静心、与倡导清淡饮食。

2005年6月23日

不失四时之和

陶弘景《养性延命录》：彭祖曰：益寿之法，但莫伤之而已。夫冬暖夏凉，不失四时之和，所以适身也。彭祖曰：重衣厚褥，体不劳苦，以致风寒之疾；厚味脯腊，醉饱厌饫，以致聚结之病；美色妖丽嫔妾盈房，以致虚损之祸；淫声哀音，怡心悦耳，以致荒耽之惑；驰骋游观，弋猎原野，以致发狂之失；谋得战胜，兼弱取乱，以致骄逸之败。

以上所述，均为失和，失和必自伤，自伤最难防，不自伤才是真强者、真英雄、真豪杰，此是真理，永生莫忘！

谨防内病

陶弘景《养性延命录》：彭祖曰："人不知道，径服药损伤，血气不足，肉理空疏，髓脑不实，内已先病，故为外物所犯，风寒酒色以发之耳，若本充实，岂有病乎。"

神与形为人之老本，老本易从内部攻破。要不断充实老本，不伤老本，保住老本，本固而后病除，此养生之要诀也。

2005年6月25日

刹住祸之车

陶弘景《养性延命录》：仙人曰：罪莫大于淫，祸莫大于贪，咎莫大于谗，此三者祸之车，小则危身，大则危家。若欲延年少病者，诫勿施精，命夭残；勿大温，滑骨髓；勿大寒，伤肌肉；勿咳唾，失肥液；勿卒呼，惊魂魄；勿久泣，神悲戚；勿恚怒，神不乐；勿念内，志恍惚，能行此道，可以长生。

祸之车，说得中肯，入木三分。时刻记住：戒淫、戒贪、戒谗，既可防身，亦能保家。

常如饱中饥　饥中饱

陶弘景《养性延命录》：养性之道，不欲饱食便卧，及终日久坐，皆损寿也。人欲小劳，但莫至疲及强所不能堪胜耳。人食毕，当行步踌躇，有所修为为快也。故流水不腐，户枢不蠹，以其劳动数故也。故人不要夜食，食毕，但当行中庭如数里可佳。饱食即卧，生百病，不消成积聚也。食欲少而数，不欲顿多难消，常如饱中饥，饥中饱。故养性者，先饥乃食，先渴而饮，恐觉饥乃食，食必多；盛渴乃饮，饮必过。食毕，当行行毕，使人以粉摩腹数百过，大益也。

2005年6月27日

仙道不可学

颜之推《颜氏家训》：学如牛毛，成如麟角。华山之下，白骨如莽，何有可遂之理。考之内教，纵使得仙，终当有死，不能出世，不愿汝曹，专精于此。

明哉斯言，人可研究养生与保健之道，实用、实际之道，不可走入岐途，研究虚幻之仙道，甚至巫道。

2005年6月28日

爱养神明

颜之推《颜氏家训》：若其爱养神明、调护气息、慎节起卧、均适寒暄、禁忌食饮、将饵药物、遂其所禀、不为夭折者，吾无间然。

人体精、气、神三宝，以神为帅。故爱养神明居首位，调护气息是第二，慎节起卧第三，“无间然”是指贵在坚持，自得其妙也。

2005年6月29日

诸药饵法

颜之推《颜氏家训》：诸药饵法，不废世务也。吾常服槐实，年七十余，目看细字，须发犹黑。邺中朝士，有单服杏仁、枸杞、黄精、白术、车前，得益甚多，不能一一说尔。

我每天服枸杞子五钱许，自觉精神好转、行路有力、目力增强，贵在坚持，自有灵效。

2005年6月30日

保护牙齿

颜之推《颜氏家训》：吾尝患齿，摇动欲落，饮食冷热，皆苦疼痛。见《抱朴子》牢齿之法，早朝扣齿三百下为良，行之数日即愈，令恒持之，此辈小术。无损于事，亦也修也。

护牙是大事，并非小事小术，我护牙不够，老来大吃苦头，后悔已迟。

2005年7月1日

饵药须精审

颜子推《颜氏家训》：凡欲饵药，陶隐居《太清方》中总录甚备，但须精审，不可轻脱。近有王爱州在邺学服松脂，不得节度，肠塞而死。为药所误者甚多，夫生不可不惜，不可苟惜。

饵药要精审，否则要遗终生之憾。惜生而不苟惜，此语良佳，惜生，但如需付出生命的代价，则毅然赴死。

2005年7月2日

晚学无倦

颜子推《颜氏家训》：人生幼小，精神专利，长成以后，思虑散逸，固须早教。……然人有坎坷，失于盛年，犹当晚学，不可自弃。孔子云：五十以学《易》，可以无大过矣。魏武、袁遗，老而弥笃，此皆少学而至老不倦也。曾子七十乃学，名闻天下；荀卿五十，始来游学，犹为硕儒；公孙弘四十余，方读春秋，以此遂登丞相；朱云亦四十，始学《易》、《论语》……此并早迷而晚悟也。幼而学者，如日出之光；老而学者，如秉烛夜行，犹贤乎瞑目而无见者也。

2005年7月3日

善于养性

孙思邈《千金要方·养性序》：夫养性者，欲所习以成性，性自为善，不习无不利也。性既自善，内外百病皆悉不生，祸乱灾害亦无由作，此养性之大经也。善养性者，则治未病之病，是其义也。

性善自可无病无灾，性恶则多病多灾，甚至毁灭。要善于养成善性，有一颗金子般好心，好人一生平安，前途一片光明。心为人体之君主，愿为明君。

2005年7月4日

重在德行

《千金要方·养性序》：故养性者，不但饵药餐霞，其在兼于百行。百行周备，虽绝药饵，足以遐年；德行不克，纵服玉液金丹，未能延寿。……故愚者抱病历年不修一行，缠疴没齿，终无悔心，此其所以岐和长逝……良有以也。

有德行之人，心境开朗欢快，无障无碍，自然健康长寿。

2005年7月5日

养生大旨除五难

《千金要方·养性序》：嵇康曰：养生有五难，名利不去为一难，喜怒不除为二难，声色不去为三难，滋味不绝为四难，神虑精散为五难。五者必存，虽心希难老，口诵至言，咀嚼英华，呼吸太阳，不能不回其操不夭其年也。五者无于心中，则信顺日跻，道德日全，不祈善而有福，不求寿而自延，此养生之大旨也。

破除五难，虽艰难却必须实现。

2005年7月6日

所习纯正　可活百岁

《千金要方·养性序》：及至生产不时，字育太早，或童孺而擅气，或疾病而构精，精气薄恶，血脉不充。既出胞胎，养护无法，又蒸之以绵纩，烁之以五味，胎伤孩病而脆。未及坚刚，复纵情欲，重重相生，病病相孕，国无良医，医无审术，奸佐其间，过谬常有，会有一疾，莫能自免。当今少百岁之人者，岂非所习不纯正也。

所习纯正，切勿自伤，可活百岁！

2005年7月7日

人之所贵在于生

《千金要方·养性序》：皇甫隆上书魏武：臣闻天地之性，惟人为贵，人之所贵，莫贵于生。……劫运无穷……忽如电过……生不再来，逝不可追。何不抑情养性以自保？臣常闻道人蒯京已年一百七十八，而甚丁壮，言人朝朝服食玉泉，琢齿使人丁壮有颜色，去三虫而坚齿，玉泉者，口中唾也，朝旦未起，早漱津令满口乃吞之，琢齿二七遍，如此者乃名练精。

2005年7月8日

谨防富贵病

《千金要方·道林养性》：稽康云："穰岁多病，饥年少病，信哉不虚。"是以关中土地，俗好俭啬，厨膳肴羞，不过菹酱而已，其人少病而寿。江南岭表，其处饶足，海陆鲑肴，无有不备，土俗多疾而人早夭。北方仕子，游宫至彼，……恣口食啖，夜长醉饱，四体热闷，大小皆病……都不知病之所由。

富贵病需心药医，谨防！

2005年7月9日

养性之道　常欲小劳

《千金要方·道林养性》：真人曰："虽常服饵而不知养性之术，亦难以长生也。"养性之道，常欲小劳，但莫大疲及强所不能堪耳。且流水不腐，户枢不蠹，以其运动故也。养性之道，莫久行、久立、久坐、久卧、久视、久听。盖以久视伤血、久卧伤气、久立伤骨、久坐伤肉、久行伤筋也。仍莫强食、莫强酒、莫强举重、莫忧思、莫大怒、莫悲愁、莫大惧、莫跳踉、莫多言、莫大笑。勿汲汲于所欲，勿悁悁怀忿恨，皆损寿命，若能不犯者，则得长生也。

2005年7月10日

学会内视与迎气

《千金要方·道林养性》：既屏外缘，会须守五神（肝心脾肺肾）从四正（言行坐立），言最不得浮思妄念，心想欲事，恶邪大起，故孔子曰：思无邪也。常当习黄帝内视法，存想思念，令见五脏如悬磬，五色了了分明勿辍也。仍可每旦初起面向午，展两手于膝上，心眼观气，上入顶，下达涌泉，旦旦如此，名曰迎气。常以鼻引气，口吐气，小微吐之，不得开口，复欲得出气少，入气多，每欲食，送气入腹，每欲食气为主人也。

2005年7月11日

关注养气

《千金要方·道林养性》：凡心有所爱，不用深爱；心有所憎，不用深憎，并皆损性伤神，……行做鹅王步、语作含钟声、眠作狮子卧，……寝不得言语，行不得语，行语令人失气。

寝不言，食不语，行亦不得语，均是保气之道。鹅王步是指慢行，含钟声是指莫大声喧哗，狮子卧是指侧睡，同样有养气之妙。

2005年7月12日

轻松快乐饮食

《千金要方·道林养性》：先饥而食，先渴而饮，食欲数而少，不欲顿而多，则难消也。……盖饱则伤肺、饥则伤气、咸则伤筋、醉则伤骨，故每学淡食，食当熟嚼，使米脂入腹，勿使酒脂入肠。人之当食，须去烦恼，如食五味，必不得暴嗔，多令人神惊，夜梦飞扬。每食不用重肉，喜生百病，常须少食肉，多食饭及菜，并勿食生米、生菜、小豆、陈臭物。……一切肉惟须煮烂，停冷食之，食毕当漱口，食讫摩面及腹。……夜勿过醉饱，食勿精思，为劳苦事。

预防中风

《千金要方·道林养性》：饮食以调，时慎脱着，……湿衣及汗衣皆不可久着，令人发疮及风瘙，大汗能易衣佳，不易者急洗之，不尔令人小便不利。凡大汗勿偏脱衣，易得偏风半身不遂。春天不可薄衣，令人伤寒霍乱，食不消，头痛。

有些人在冬、夏沐浴中中风，尤其是在大冷大热中出事，是应该高度警惕的。

2005年7月14日

先卧心后卧眼

《千金要方·道林养性》：脱着既时，须调寝处。凡人卧……卧勿大语，损人气力，屈膝侧卧，益人气力，胜正偃卧，按孔子云“不尸卧”，故曰睡不厌侧，觉不厌舒。凡眠先卧心，后卧眼。

先卧心，后卧眼，说出睡眠要诀，心境明净，杂念不生，乃是入睡之前提，切记！

2005年7月15日

无犯忌与失和

《千金要方·道林养性》：故善摄生者，无犯日月之忌，无失岁时之和。须知一日之忌，暮无饱食；一月之忌，晦无大醉；一岁之忌，暮无远行；终生之忌，暮无燃烛行房。暮常护气也，……春欲晏卧早起，夏及秋欲侵夜乃卧早起，冬欲早卧而晏起，皆益人。

晚饭不要吃饱，莫大醉，老年人莫远行，莫贪色，春夏秋要早起，冬天迟起，均是养生要道。

2005年7月16日

安不忘危　预防诸病

《千金要方·居住法》：沐浴不得大热，亦不得大冷，皆生百病。冬浴不必汗出，……沐浴后不得触风冷，……勿湿头卧，……饥忌浴，饱忌沐。……小有不好，即按摩，令百节通利，泄其邪气。常须安不忘危，预防诸病也。

安不忘危，注意保健，是养生重要原则。取得成果难，而巩固与保住成果更难。

晚而自保

《千金要方·房中补益》：晚而自保，犹得延年益寿。……或曰年未六十，当闭精守一为可尔否？曰：不然，男不可无女，女不可无男。无女则意动，意动则神劳，神劳则损寿，若念真正无可思者，则大佳长生也。然而，万无一有，强抑郁闭之，难持易失，使人漏精尿浊，以致鬼交之病，损一而当百也。

自保要自然，不可强抑。

2005年7月18日

勿以口目乱心　名利败身

孙思邈《千金翼方·养性禁忌》：彭祖曰："每施泻讫，辄导引以补其虚。"不尔，血脉髓脑日损，犯之者生疾病，俗人不知补泻之义故也。饮酒吐逆，劳作汗出。以当风卧湿、饱食大呼、疾走举重、走马引强、语笑无度、思虑太深，皆损年寿。是以为道者，务思和理焉。口目乱心，圣人所以闭之；名利败身，圣人所以去之。故天老曰："丈夫处其厚不处其薄，当去礼去圣守愚以自养，斯乃德之源也。"

2005年7月19日

养生三忌

《千金翼方·养性禁忌》：色使目盲，声使耳聋，味使口爽，苟能节宣其适宜，抑扬其通塞者，可以添寿。一日之忌者，暮无饱食；一月之忌者，暮无大醉；一岁之忌者，暮须远内；终生之忌者，暮常护气。夜饱损一日之寿，夜醉损一月之寿，一接损一岁之寿，慎之！

远内是指控制性生活，年迈之人，暮常护气，应指心境欠佳，不能静心、安心，不能保持平常心。

2005年7月20日

头脸按摩法

《千金翼方·养性禁忌》：清旦初，以左右手摩，交耳，从头上挽两耳又引发，则面气通流，令人头不白、耳不聋。又摩掌令热摩面，从上向下二七过，令人面有光，又令人胜风寒时气寒热，头痛百疾皆除。

头部为阳中之阳，如向上按摩，则有可能起亢阳作用，故按耳向脑后下方，脸部从上向下按摩。这是要诀，记住！

2005年7月21日

保持冷热相对平衡

《千金翼方·养性禁忌》：醉勿食热，食毕摩腹，热无灼唇，冷无冰齿，食毕行岁踟蹰则长生。食勿大言，大饱血脉闭，卧欲得数转侧。冬温夏凉慎勿冒之。大醉神散越，大乐气飞扬，大愁气不通。久坐伤筋，久立伤骨。……命不长者是大醉之子，不痴必狂者是大劳之子。

注意冷热相对平衡，是此文要旨。热为阳，冷为阴，也即注意阴阳相对平衡，是健康保证。

2005年7月22日

50岁后重视保健

《千金翼方·养老大例》：语云："人年老有疾者不疗"，斯言失矣。……论曰："人年五十以上，阳气日衰，损与日至，心力渐退，忘前失后，兴居怠堕。计授皆不称心，视听不稳，多退少进，日月不等，万事零落，心无聊赖，健忘瞋怒，情性变异。食饮无味，寝处不安"。

人生必老，认老而不服老，非养子女防老，而是养生保健防老，可以老死，不可病死。

2005 年 7 月 23 日

养老要诀“四无妄”

《千金翼方·养老大例》：论曰：人年五十以去，皆大便不利；或常苦下痢，有斯二疾，常须预防。若秘涩，则宜数食葵菜等冷滑之物。如其下痢，宜与姜韭温热之菜。所以老人于四时之中，常宜温食，不得轻之。老人之性，必恃其老，无有藉在，率多骄恣，不循轨度。忽有所好，即须称情，既晓此术，当宜常预慎之。故养老之要，耳无妄动，口无妄言，身无妄动，心无妄念，此皆有益老人也。

2005 年 7 月 24 日

养老要重“无”

《千金翼方·养老大例》：养老之道，无作搏戏强用气力，无举重，无疾行，无喜怒，无极视，无大用意，无大思虑，无吁嗟，无叫唤，无吟呻，无歌啸，无唏啼，无悲愁，无哀恸，无庆吊，无接对宾客，无预局席，无饮兴，能如此者，可无病长寿，斯必不惑也。又常避大风、大雨、大寒、大暑、大露、霜、霰、雪、旋风、恶气，能不触冒者，是大吉祥也。

老要知老，要自然，和谐与安静，不可逞强妄为。

养老注意“四非”

《千金翼方·养老大例》：夫善养老者，非其书勿读，非其声勿听，非其务勿行，非其食勿食。非其食者，所谓猪炖鸡鱼、蒜烩生肉、生菜、白酒、大酢大咸也，常学淡食。至于黄米、小豆，此等非老者所宜食，故必忌之。常宜轻清甜淡之物，大小麦面粳米等为佳。又忌强用力咬啮坚硬脯肉，反致折齿破断之弊。人凡常不饥不饱、不寒不热善，行住坐卧、言谈语笑、寝食造次之间，能行不妄失者，则可延年益寿矣。

2005年7月26日

勿贪味与多食

《千金翼方·养老食疗》：是以食啖鲜肴，务令减少，饮食当令节俭。若贪味伤多，老人肠胃皮薄，多则不消，……夏至以后、秋分以前，勿进肥浓羹酥油酪等，则无他矣。……春夏取凉过多，饮食太冷，故其鱼烩生菜生肉腥冷物多损于人，宜常断之。……卒多食之，亦令人腹胀泄痢。

老人消化能力减退，不可贪味多食，宜食清淡物与少食，质量高而少，是其要诀。

2005年7月27日

调身按摩摇动肢节

《千金翼方·养老食疗》：论曰：非但老人须知服食将息、节度，极须知调身按摩，摇动肢节，导引行气。行气之道礼拜一日勿住，不得安于其处，以致壅滞，故流水不腐，户枢不蠹，义在斯矣。能知此者，可得一、二百年。故曰安者非安，能安在于虑亡，乐者非乐，能乐在于虑殃，所以老人不得杀生取肉以自养也。

2005年7月28日

读书养性

《千金翼方·养性》：平居不得嗔，不得大语大叫大用力，饮酒至醉并为大忌。四时气候和畅之日，量其时节寒温，出门行三里、二里及三百、二百步为佳，量力行。但勿令气乏气喘而已，……还需蓄数百本书。易老庄子等，闷来阅之，殊胜闷坐，衣服第一勤洗浣，……身数沐浴，务令清净，则神安道胜也。

要有较丰富的精神生活，最妙是读书，书中自有无穷乐趣。

修我灵气　遂我自然

司马承祯《天隐子》：人生时禀得灵气，精明通悟，学无滞塞，则谓之神。宅神于内，遗照于外，自然异于俗人，则谓之神仙。故神仙亦人也，在于修我灵气，勿为世俗所沦污，遂我自然，勿为邪见所凝滞，则成功矣。

此是神仙新说，颇有创见，灵气与自然四字，十分重要，要特别注意。

2005年7月30日

修身达性　渐而进之

《天隐子·渐门》：人之修身达性，不能顿悟，必须渐而进之，安而行之，故设渐门。……渐有五门，一曰斋戒，二曰安处，三曰存想，四曰坐忘，五曰神解。何谓斋戒？曰澡身虚心；何谓安处？曰深居静室；何谓存想？曰收心复性；何谓坐忘？曰遗形忘我；何谓神解？曰万法通神。

关键是在一个渐字。

斋戒为渐门之首

《天隐子·斋戒》：……斋乃洁净之物，戒乃节约之称。有饥即食，食勿令饱，此所谓调中也。百味未成熟勿食，五味太多勿食，腐败闭气之物勿食，此皆宜戒也。手常摩擦皮肤，温热熨去冷气，此所谓畅外也。久坐、久立、久劳、久役，皆宜戒也。是调理形骸之法，形坚则气全，是以斋戒为渐门之首矣。

洁净而节约是为斋戒，记住！

2005年8月1日

内以安心　外以安目

《天隐子·安处》：何谓安处？……在乎南向而坐，东首而眠，阴阳适中，明暗相半。屋无高，高则阳盛而明多；屋无卑，卑则阴盛而暗多；故明多则伤魄，暗多则伤魂，人之魂阳而魄阴，苟伤明暗则疾病生焉。……况天地之气有亢阳之攻肌，淫阴之侵体，岂可不防慎哉。吾所居室，四边皆窗户，遇风即阖，风息即闾，……前帘后屏，太明即下帘，以和其内暗；太暗即卷帘，以通其外耀。内以安心，外以安目，心目皆安，则身安矣；……学道以安处为次。

2005年8月2日

存我之神 想我之身

《天隐子·存想》：存谓存我之神，想谓想我之身。闭目即见自己之目，收心即见自己之心，心与目皆不离我身，不伤我神，则存想之渐也。凡人目终日视他人，故心亦逐外走；终日接他事，故目亦逐外瞻。营营浮光，未尝复照，奈何不病且夭邪？是以归根曰静，静曰复命、成性，存存众妙之门，此存想之渐，学道之功半矣。

内视是健体要诀，要旦旦行之，夕夕习之，不可间断。

2005年8月3日

彼我两忘 了无所照

司马承祯《天隐子·坐忘》：坐忘者，因存想而得，因存想而忘也。行道而不见其行，非坐之义乎？何谓不行？曰心不动故；何谓不见？曰形都泯故。或问曰：何由得心不动？天隐子默而不答。又问：何由得形都泯？天隐子瞑而不视，或者悟道而退曰：道果在我矣，我果何人哉，天隐子果何人哉，于是彼我两忘，了无所照。

此是忘字诀，忘字通大道。

神解之秘

司马承祯《天隐子・神解》：斋戒谓之信解，安处谓之闲解，存想谓之慧解，坐忘谓之定解。信、闲、慧、定四门通神，谓之神解。故神之为义，不行而至，不疾而速，阴阳变通，天地长久。兼三才而言，谓之易，齐万物而言，谓之道德，本一性而言，谓之真如，入如真如，归于无为。……是以生、死、动、静、邪、真，皆以神而解之。在人谓之人仙，在天曰天仙，在地曰地仙，在水曰水仙，能通变之曰神仙，故神仙之道有五，其渐学之门则一焉。

2005年8月5日

导引服气之术

司马承祯《天隐子・服气精气・导引论》：凡导引当以丑后卯前，天气清和之日为之，……梳四际上达顶三百六十五过，……面向东，平坐握固，闭目思神，叩齿三百六十过，乃纵体平气，依次为之，先闭气，以两手五指交叉，反掌向前，极引臂拒托之。良久，即举手，反掌向上，极臂即低左手，力举右肘。令左肘臂按着后项，左手向下牵之。仍压向左，开右腋努胁为之。低右举左亦如之，即低手钩项，举两肘，偃胸仰头向后，令头与手前后竞力为之，即低头钩项，摆肘戾身向左向右，即放手两膝上，微吐气通息，又从初为之三度。

2005年8月6日

人生只怕一不忍

唐代张公《百忍歌》(摘录)：忍是大人之气量，忍是君子之根本。能忍夏不热，能忍冬不冷，能忍贫亦乐，能忍寿亦永。不忍小事变大事，不忍善事终成恨，朋友不忍失义气，夫妇不忍多争竞……如今犯罪人，都是不知忍，古来创业人，谁个不是忍。……仁者忍人所难忍，智者忍人所不忍。……忍得淡泊可养神，忍得饥寒可立品，忍得勤苦有余积，忍得荒淫无疾病，忍得骨肉存人伦，忍得口腹全物命，忍得语言免是非，忍得争斗消仇憾。……须知忍让真君子，莫说忍让是愚蠢。……我若不是固要忍，人家不是更要忍。事来之时最要忍，事过之后又要忍，人生不怕百个忍，人生只怕一不忍，不忍百福皆雪消，一忍万祸皆灰烬。

2005年8月7日

随意活动

蒲处贯《保生要录·调肢体门》：养生者，形要小劳，无至大疲。故水流则清，滞则浊。……坐不欲至倦，行不欲至劳。……故手足欲时其屈伸，两臂……如挽弓法，或双拳筑空，或手臂前后左右轻摆，或头左右顾，或腰胯左右转，时俯时仰，或两手相捉，细细捩如洗手法，或两手相摩令热，掩目摩面，事闲随意为之，各十数过而已。……旧导引方太烦，崇贵之人不易为也，今此术，不择时节，亦无度数，乘闲便做，而见效且速。

随意而为，不受拘束，大妙。

2005年8月8日

干沐浴与咽清津

蒲处贯《保生要录·调肢体门》：夫人夜卧，欲自以手摩四肢胸腹十数过，名曰干沐浴。卧欲侧而屈膝，益气力，常时浊唾则吐，清津则咽，常以舌拄上腭，聚清津而咽之，润五脏，悦肌肤，令人长寿不老。

此两者均人生最好习惯，宜坚持不懈地实行。

2005年8月9日

食疗第一

宋代王怀隐等：《太平圣惠方·食治论》：黄帝曰：人之所依者形也，乱于和气者病也，治于烦毒者药也，活命扶危者医也。安人之本，必资于食；救疾之道，乃凭于药。故摄生者，先须洞晓病源，知其所犯，以食治之，食疗不愈，然后命药。夫食能排邪而安脏腑，清神爽志，以资血气，若能用食平疴，适情遣病者，可谓上工矣！

食疗第一，妙哉高论。

2005年8月10日

服用枸杞法

宋代王怀隐等《太平圣惠方·神仙服枸杞法》：女云："药惟一种，然有五名，……春名天精，夏名枸杞，秋名地骨，冬名仙人杖，亦名西王母杖。以四时采服之，……正月上寅采根，二月上卯治服之；三月上辰采茎，四月上巳治服之；五月上午采叶，六月上未治服之；七月上申采花，八月上酉治服之；九月上戌采子，十月上亥治服之；十一月上子采根，十二月上丑治服之。"

此文说明枸杞全身是宝，均有益于人身，不妨参考服用。

2005年8月11日

养生要讲"和"与"安"

苏轼、沈括《苏沈良方·问养生》：余问养生于吴子，得二言焉，曰和、曰安。何谓和？曰：……寒暑之极……而物不以为病，其变者微也。……微之至，和之极也。何谓安？曰：吾尝自牢山，浮海达于淮，遇大风焉，舟中之人……反逆眩乱不可止，而吾饮食起居如常。曰：吾非有异术也，惟莫予之争，则听其所为，顾凡病我者举非物也。……知其生于我也，虽与之按而不变，安之至也。安则物之感我者轻，和则我之应物者顺，处轻内顺，而生理备矣。

2005年8月12日

淡食而徐饱

苏轼、沈括《苏沈良方·养生说》：吴子野云："芡实盖温平耳，……必枚啮而细嚼之，……爽而不腻，是以致玉池之水。故食芡者，能使人华液流通，转相挹注，积其力，虽过乳石可也。以此知人能淡食而徐饱者，当有大益。

淡食而能细嚼慢咽，是食疗之宝，利用此宝，一生受用无穷，切记！切记！

2005年8月13日

气运而神和

宋代无名氏《圣济总录·治法导引》：一气盈虚，与时消息。万物壮老，由气盛衰，人之有是形体也，因气而荣，因气而病。喜怒乱气，情性交争，则壅遏而为患。导引按跷之术……盖斡旋气机，周流营卫，宜摇百关，疏通凝滞，然后气运而神和。内外调畅，升降无碍，耳目聪明，身体轻强，老者复壮，壮者益治。

重视养气调气之道，是健康关键，不可或忘。

以导引为先

宋代无名氏《圣济总录·神仙导引上》：论曰：人之五脏六腑，百骸九窍，皆一气之所通，气流则形和，气滞则形病。导引之法，所以行血气，利关节，辟除邪气，使不能入也。传曰：户枢不蠹，流水不腐，人之形体，其亦由是，故修真之士，以导引为先。

我想在导引之中，要抓内视法，因气随意动，血随气行，内视可使全身血气通畅，有益健康。

2005年8月15日

安身之本为食

宋代无名氏《圣济总录·食治门·食治统论》：安身之本，必资于食，不知食宜，不足以存生。又曰：食有成败，百姓日用而不知，苟明此道，则安腑脏，资血气，悦颜爽志，平痾去疾。

食疗是重于药疗的，应是外药之首。粮食、蔬菜、水果等各类食品，其医疗作用无穷无尽，而且每天必需，是摄生重点，是毕生要研究的重要学问。

2005年8月16日

食者活人之本

无代邹铉编著《寿亲养老新书·饮食调治》：主身者神，养气者精，益精者气，资气者食，食者生民之天，活人之本也。故饮食进则谷气充，谷气充则血气盛，气血盛则筋力强，故脾胃者，五脏之宗也。四脏之气皆禀于脾，故四时皆以胃气为本。……是以一生之中，阴阳运用，五行相生，莫不由于饮食也。……其高年之人，真气耗竭，五脏衰弱，全仰饮食以资气血。若生冷无节，饥饱失宜，调停无度，动成疾患。……老人之食，大抵宜其温热熟软，忌其粘硬生冷。

2005年8月17日

自以为乐　自得其乐

元代邹铉编著《寿亲养老新书·性气好嗜》：缘老人孤僻，易于伤感，才觉孤僻，便生郁闷。养老之法，凡人平生为性，各有好嗜之事，见即喜之。……但以其平生偏嗜之物，时为寻求，择其精绝者布于左右，使其喜爱玩悦不已。……曰自看承戏玩，自以为乐，虽有劳倦咨煎，性气自然减可。

人生要自以为乐，自得其乐，则可永寿。

2005年8月18日

掌握天之常道

元代邹铉编著《寿亲养老新书・四时养老总序》：春温以生之，夏热以长之，秋凉以收之，冬寒以藏之，若气反于时，则皆为疾病，此天之常道也。顺之则生，逆之则病。经曰："观天之道，执天之行，尽矣。"人能执天道生杀之理，法四时运用而行，自然疾病不生，长年可保。其黄发之人，五脏气虚，精神耗竭，若稍失节宜，即动成危瘵。盖老人倦惰不能自调，在人资养，以延遐算。为人子者，宜察其寒温，审其膳药，依四时摄食之方，顺五行休王之气，恭恪奉亲，慎无懈怠。

2005年8月19日

养气全神　可得真道

元代邹铉编著《寿亲养老新书・保养》：安乐之道，惟善保养者得之。孟子曰："吾善养吾浩然之气"，太乙真人曰："一者少言语养内气，二者戒色欲养精气，三者薄滋味养血气，四者咽津液养脏气，五者莫嗔怒养肝气，六者美饮食养胃气，七者少思虑养心气，人由气生，气由神住，养气全神，可得真道。"

养吾浩然之气，是人生大事。气足神清，是人生最大幸福，其益无穷，其乐无穷！

安不忘危　切勿过用

元代邹铉编著《寿亲养老新书·保养》：凡在万形之中，所保者莫先于元气。摄生之道，莫若守中实内以陶和，将护之方，须在闲日，安不忘危。圣人预戒，老人尤不可不慎也。春秋夏冬，四时阴阳，生病起于过用。五脏受气，养有常分，不适其性而强之为，用之过耗，是以病生。善养生者，保守真元，外邪客气不得而干之。至于药饵，往往招来真气之药少，攻伐和气之药多。故善服药者，不如善保养。

此为保养、保健新论，注重保养。

2005年8月21日

令人心和心平

元代邹铉编著《寿亲养老新书·养性》：……家事付与儿子，不宜关心，平居不得嗔叫、用力、饮酒至醉，并为大害。……第一勤洗浣，以香沾之身，数沐浴，令洁净，则神安道胜也。左右供使之人，得清净子弟，小心少过谦谨者，自然事闲无物相恼，令人心和心平。凡人不能绝嗔，若用无理之人，易生嗔怒，防人导性。

关键在乎心和心平，平安无嗔。

2005年8月22日

独立守神　却老全形

刘河间《素问病机气宜保命集·原道论》：上古真人，把握万象，仰观日月，呼吸元气，运气流精，脱骨换形，执天机而行六气，分地纪而运五行。食乳饮血，省约俭育，日夜流光，独立守神，肌肉若一，故能寿敝天地，无有终时，此其道生之要也。夫道者能却老而全形，身安而无疾。

长生不老是不可能的，但独立守神，却老全形的主意是合乎真理的。

2005年8月23日

修短寿夭　皆自人为

刘河间《素问病机气宜保命集·原道论》：人为主性命者也，是以主性命者在乎人。去性命者亦在乎人，养性命者亦在乎人，何则？修短寿夭，皆自人为。故经曰："精神内守，病安从来。"又曰："务快其心，逆于生乐。"所以然者，性命在乎人，故人受天地之气，以化生性命也。是知形者生之舍也，气者生之元也，神者生之制也。形以气充，气耗形病，神依气位，气纳神存。修真之士，法于阴阳，和于术数，持满御神，专气抱一，以神为车，以气为马，神气相合，可以长生。

2005年8月24日

吐故纳新　顺理阴阳

刘河间《素问病机气宜保命集·原道论》：吹嘘呼吸，吐故纳新，熊经鸟伸，导引按蹻，所以调其气也；平气定息，握固凝想，神宫内视，五脏昭彻，所以守其气也；法则天地，顺理阴阳，交媾坎离，济用水火，所以交其气也；神水华池，含虚鼓漱，通行营卫，入于元宫，溉五脏也；服气于朝，闭息于暮，阳不欲迭，阴不欲复，炼阴阳也。

此为全面炼气摄生之术，十分重要，要认真领会。

2005年8月25日

补泻六腑　淘炼五精

刘河间《素问病机气宜保命集·原道论》：起居适早晏，出处协时令，忍怒以全阴，抑喜以全阳。泥丸欲多掷，天鼓欲常鸣，形欲常鉴，津欲常咽，体欲常运，食欲常少。眼者，身之鉴也，常居欲频修；耳者，体之牖也，城廓欲频治；面者，神之庭也，神不欲复；发者，脑之华也，脑不欲减；体者，精之元也，精不欲竭；明者，身之宝也，明不欲耗。补泻六腑，淘炼五精，可以固形，可以全生。

保形方能全神，全神才能保形，坚持不懈，方有妙用。

水火相济　土金相养

刘河间《素问病机气宜保命集·原道论》：故修真之要者，水火欲其相济，土金欲其相养。……形气贵乎安，安则有伦而不乱；精神贵乎保，保则有要而不耗。故保而养之，初不离形气精神，及其至也，可以通神明之出。神明之出，皆在于心，独不观心为君主之官，得所养，则血脉之气旺而不衰，生之本无得而摇也，神之变无得而侧也。肾为作强之官，得所养则骨髓之气荣而不枯，蛰封藏之本无得而倾也，精之处无得而夺也。夫一身之间，心居而守正，肾下而立始，精神之居。此宫不可太劳，亦不可竭，故精太劳，则竭，其属在肾，可以专啬之也。神太用则劳，其藏在心，静以养之，唯精专然后可以内守。故昧者不知如此，欲拂自然之理，谬为求补之术，是以伪胜真，以人助天，其可得乎？

2005年8月27日

以元气为根本

刘河间《素问病机气宜保命集·素问元气五行稽考》：……由有尪羸而寿考，亦有壮盛而暴亡。元气固藏则尪羸而无害，及其散漫则壮盛愈危。是以元气为根本，五行为枝叶，……元气固藏，富贵寿考……要在察元气，观五行，分南北，定寿夭。

大凡壮盛而亡者，多半是心、脑血管病，如心肌梗塞之类，以元气为根本，水火相济自可防止暴亡。

2005年8月28日

血气者人之神

宋末金初，刘河间《素问玄机原病式·六气为病》：夫血随气运，气血宣行。则其中神自清利，而玄机能为用矣。又曰：血气者人之神，不可不谨养也。故诸所运用，时习之则气血通利，而能为用；闭壅之则气血行微，而其道不得通利，故劣弱也。

以血气为神，足见其重要性，保健按摩则是为了血气足而通利，故应时习之而不辍！

2005年8月29日

精为神气之本

《素问玄机原病式·六气为病》：是以精中生气，气中生神，神能御其形也，由是精为神气之本。形体之充固，则众邪难伤，衰则诸病易染，保止言元气虚而为寒尔！故老人之气衰也，多病头目昏眩，耳鸣或聋，上气喘咳，涎唾稠粘，口苦舌干，咽吞不利，肢体焦痿，筋脉拘挛，中外燥涩，便溺秘结……慎不可妄以热药养其真气，则真气何由生也。故《西山记》曰：饵之金石，当有速亡之患。

注意：此语切切牢记。

2005年8月30日

慎重进补

《素问玄机原病式·六气为病》：内经言石药发癫狂，热甚之所生也。或欲以温药平补者，经言：积温成热，则变生热病，故药物不可妄投也。

男性多易患阳亢而阴虚之症，尤其不可妄补其阳，女性多患阴盛而阳虚之症，不可妄补其阴，用药要慎重。

2005年8月31日

内事为功　外事为行

刘河间《素问玄机原病式·六气为病》：夫养真气法，饮食有节，起居有常，不妄作劳，无令损害，阴阳和平，自有益也。……真修道者，以内事为功，外事为行，非服饵而望成于道也。……服饵不备五味四气而偏食之，久则脏腑偏倾而生其病矣，然则岂可误服热药而求其益？……若非其病，不可服其药，饮食同法。当所宜者过度，则反伤正气，病已则止药，欲求不病无损而已。

2005年9月1日

气为形之主神之母

刘河间《素问玄机原病式·六气为病》：夫气者，形之主，神之母，三才之本，万物之元，道之变也。故元阳子解《清静经》曰：大道无形，非气不足以长养万物，由是气化则物生，气变则物易，气甚则物壮，气弱则物衰，气正则物和，气乱则物病，气绝即物死。

暴病暴死，火性疾速故也。斯由平日衣服饮食，安处动止，精魂神志，性情好恶，不循其宜而失其常，久则气变兴衰而为病也。

是病有根，抓根方能治病，气是人体之根本。

2005年9月2日

谨和五味　食不可过

金代李东垣《脾胃论·脾胃虚实传变论》：至于五味，口嗜而欲食之，必自裁制，勿使过焉，过则伤其正也。谨和五味，骨正筋柔，气血以流，腠理以密，如是则骨气以精，谨道如法，长有天命。……元气之充足，皆由脾胃之气无所伤，而后能滋养元气。若胃气之本弱，饮食自信，则脾胃之气既伤，而元气亦不能充，而诸病之所由生也。

脾为后天之本，必须高度重视。

脾肾人之天

金代李东垣《脾胃论·阴阳寿夭》：地气者人之脾胃也。脾主五脏之气，肾主五脏之精，皆上奉于天，二天俱主生化以奉升浮，是知春生夏长皆从胃中出也。故动止饮食各得其所，必清必净，不令损胃之元气，下乘肾肝，及行秋冬殒杀之令，则亦合乎天数耳。

肾为先天之本，脾为后天之本，关注两本，就是把住了健康。脾代表土，土生万物，切记！

2005年9月4日

脾胃之禁忌

金代李东垣《脾胃论·脾胃将理法》：忌大咸，助火邪而泻肾水真阴，及大辛味蒜韭五辣醋大料物、官桂、干姜之类，皆伤元气。

注意：必禁必忌，保护元气，否则各类保健、医疗之功，会毁于一旦，饮食就要“守口如瓶”，清淡饮食也是非常必要的。

2005年9月5日

寒省语少劳役为上

金代李东垣《脾胃论·摄养》：凡气短皆宜食滋味汤饮，令胃调和。或大热能食而渴，喜寒饮，当从权以饮之，然不可耽嗜。如寒冬喜热物，亦依时暂食。夜不安寝，衣厚热壅故也，当急去之，仍拭汗。或薄而不安，即加之，睡自稳也。饥而睡不安，则宜少食；饱而睡不安，则少行坐。遇天气变更，风寒阴晦，宜预避之，大抵宜温暖避风，寒省语少劳役为上。

文虽短，实为摄养精华，牢记！

2005年9月6日

胃虚则俱病

金代李东垣《脾胃论·大肠、小肠、五脏皆属于胃，胃虚则俱病论》：胃虚则五脏六腑、十二经、十五络、四肢皆不得营运之气，则百病生焉。

此为一家之言，但说得很有道理，有“小大脑”之称的胃。在人体的确占有举足轻重的地位，应高度重视。

2005年9月7日

舒胃中之元气

金代李东垣《脾胃论·安养心神调治脾胃论》：凡怒忿悲思恐惧，皆损元气，……惟在调和脾胃，使心无凝滞，或生欢欣，或逢喜事，或天气暄和，居温和之处，或食滋味，或眼前见欲爱事，则慧然如无病矣，盖胃中元气得舒生故也。

保持一颗珍贵的平常心，有轻松愉快的好情绪，实乃健康之宝。胃是身体最敏感区，首当其冲，要特别注意。

2005年9月8日

安于淡薄　少思寡欲

金代李东垣《脾胃论·远欲》：……以随侯之珠，弹千仞之雀，世必笑之。……残躯六十有五，耳目半失于视听，百脉沸腾而烦心，身如众脉漂流，螟目则魂如浪去，……但应人事，病皆弥甚，以己之所有，岂止随侯之珠哉。安于淡薄，少思寡欲，省语以养气，不妄作劳以养形，虚心以维神，寿夭得失，安之如数。得丧既轻，血气自然谐和，邪无所容，病安增剧？苟能持此，亦庶几于道，可谓得其真趣矣。

2005年9月9日

省言以保气

金代李东垣《脾胃论·省言箴》：气乃神之祖，精乃气之子。气者精神之根蒂也，大矣哉！积气以成精，积精以全神，必清必静，御之以道，可以为天人矣。有道者能之，予何人哉，切宜省言而已。

省言是保气强身之要诀，而我却偏爱饶舌，喋喋不休，一定要坚决改之，沉默是金，切记！

2005年9月10日

饮食男女　人之大欲　切勿陷溺

金、元代朱丹溪《格致余论·饮食色欲箴序》：《传》曰："饮食男女，人之大欲存焉，"予每思之，男女之欲，所关甚大，饮食之欲，于身尤切，世之论胥陷溺于其中者盖不少矣。苟志于道，必先于此究心焉，因作《饮食》《色欲》二箴，以示弟侄，并告诸同志云。

注意"切勿陷溺"四字。

守口如瓶　勿纵口味

金、元代朱丹溪《格致余论·饮食箴》：人身之贵，父母遗体，为口伤身，滔滔皆是。……因纵口味，五味之过，疾病蜂起。病之生也，其机甚微，馋涎所牵，忽而不思。病之成也，饮食俱废，忧贻父母，医祷百计。山野贫贱，浅薄是谙，动作不衰，此身亦安。均气同体，我独多病，悔悟一萌，尘开镜净。曰节饮食《易》之《象辞》，养小失大，孟子所讥，口能致病，亦败尔德，守口如瓶，服之无纵。

2005年9月12日

成之以礼　接之以时

金、元代朱丹溪《格致余论·色欲箴》：惟人之生，与天地参，坤道成女，乾道成男，配为夫妇，生育攸寄。成之以礼，接之以时，父子之亲，其要在兹。睠彼昧者，徇情纵欲，惟恐不及，济以燥毒，气阳血阴，人身之神，阴平阳秘，我体长春。血气几何，而不自惜。我之所生，翻为我贼。女之耽兮，其欲实多，闺房之肃，门庭之和，士之耽兮，其家自废，既丧厥德，此身亦瘁。远彼帷薄，放心乃收，饮食甘美，身安病瘳。

2005年9月13日

勿安于厚味　慎勿厚味

金、元代朱丹溪《格致余论·茹淡论》:《内经》谓:“精不足补之以味”,又曰:“地食人以五味”……曰:“味有出于天赋者,有成于人为者。天之所赋者,若谷、菽、菜、果,自然冲和之味,有食人补阴之功。此《内经》所谓味也”。人之所为者,皆烹饪调和偏厚之味,有致残伐命之毒,此吾子所疑之味也,……安于冲和之味者,心之收,火之降也。以偏厚之味为安者,欲之纵火之胜也。何疑之有?《内经》又曰:“阴之所生本在五味,非天赋之味乎?阴之五宫伤在五味,非人为之味乎?”……彼粳米甘而淡者土之德也,物之属阴而最补者也。……《论语》曰:“肉虽多,不使胜食气”……《内经》谓“久而增气,物化之常,气增而久,夭之由也。”彼安于厚味者,未之思尔!

2005年9月14日

以保健摄养为先

金、元代朱丹溪《格致余论·不治已病治未病》:盖保身长全者,所以为圣人之道。治病十全者,所以为上工之术,不治已病治未病之说,著于《四气调神大论》厥有旨哉。昔黄帝与天师难疑答问之书,未尝不以摄养为先,始论乎天真,次论乎调神,既以法乎阴阳,而继之以调于四气,既曰饮食有节,而又继之以起居有常,谆谆然以养生为急务者,意欲治未然之病,无使至已病难图也。扁鹊明乎此,见晋侯病在骨髓,断之曰不可救也。

上工治未病五字,常读常新,牢记勿忘。

2005 年 9 月 15 日

春季养生要诀

元代邱处机《摄生消息论·春季摄生消息》：正二月间，乍寒乍热。高年之人，多有宿疾，春气所攻，则精神昏倦，宿病发动，又兼去冬以来，拥护薰衣，啖炙以成积，至春因而发泄。致体热头昏，壅隔涎嗽，四肢倦怠，腰脚无力，不可便行疏利之药，恐伤脏腑。……唯用消风和气，凉膈化痰之剂，或选食治方，中性稍凉，利饮食，调停以治，自然通畅。……老人切不可饥腹多食，……不可顿去棉衣。

2005 年 9 月 16 日

调气静心以度夏

元代邱处机《摄生消息论·夏季摄生消息》：夏季心旺肾衰，虽大热，不宜吃冷淘冰雪，……饱腹受寒，必起霍乱。莫食瓜茄生菜，……多结痞块。若患冷气痰火之人，切宜忌之，老人尤当慎护。平居檐下过廊弄堂破窗，皆不可纳凉，此等所在虽凉，贼风中人最暴。惟宜虚堂净室，水亭木阴，洁净空敞之处，自然清凉。更宜调气静心，常如冰雪在心，炎热亦于吾心少减，不可以热为热，更生热矣。……饮食温暖，不令大饱，常常进之……其于肥腻当戒。不得于星月下露卧，兼便睡着使人扇风取凉，一时虽快，风入腠理，其患最深。

2005 年 9 月 17 日

秋季切须安养

元代邱处机《摄生消息论·秋季摄生消息》：立秋之后，稍宜和平将摄。但春秋之际，故疾发动之时，切须安养，量其自性将养。秋季不宜吐并发汗，令人消烁，以致脏腑不安，惟宜针灸，下痢，进汤散以助阳气。……又当清晨睡觉，闭目扣齿二十一下，咽津，以两手搓热，熨眼数多。于秋三月行此，极能明目。

秋属金，金能克木，肝开窍于目，秋天要注意保养双目。

2005 年 9 月 18 日

注重冬藏

元代邱处机《摄生消息论·冬季摄生消息》：宜寒极方加棉衣，以渐加厚，不得一顿便多。惟无寒即已，不得频用大火烘炙，尤其损人。……宜居处密室，温暖衣衾，调其饮食，适其寒温。不可冒触寒风，老人尤甚，恐寒邪感冒，为嗽逆麻痹昏眩等疾。……高年骨肉疏薄，易于感动，多生外疾，不可早出以犯霜威。

冬季要注一个藏字，此为要诀。

2005年9月19日

学问之道收其放心

元代王珪《泰定养生主论·论童壮》：孟子曰：学问之道无他，在乎收其放心而已，心神守舍，则饥渴寒温之外，自不多事也。孔子曰："人之少也，血气未定，戒之在色。""古法以男子三十而婚，女二十而嫁。"又当观其血色强弱而抑扬之，……孔子又曰："及其壮也，血气方刚，戒之在斗。"夫斗者，非特斗狠相持为斗，胸中才有胜心，即自伤和，学未明而傲，养未成而骄，志不行则郁而病矣，自暴自弃，言不及义而狂矣。

收其放心，四字为纲，记住！

2005年9月20日

抱病而富贵不可取

元代王珪《泰定养生主论·论童壮》：年二十者，必不得已，则四日一施泄；三十者，八日一施泄；四十者，十六日一施泄。其人弱者，更宜慎之。毋恣生乐，以贻父母之忧而自取枉夭之祸，而雷同众人也。能保始终者，祛疾延年，老当益壮，则名曰地行仙。虽有贫富之异，而荣卫冲融，四时若春，比之抱病而富且贵，则已为霄壤之间矣！

良哉斯言，富贵不羡，健康难求。

2005年9月21日

摄养之道

元代王珪《泰定养生主论·论童仕》：道园则通而不执，故无所不容，而德行广大，志无不在也。何尝尽费诸事而然后谓之摄养哉。特消息否泰而行之藏之，量其才能而负之荷之，以不流于物，故谓之摄，以安其分，故谓之养。

量力为摄，安分为养，把这八字牢记心中，付诸行动，是得摄生之真谛也。

2005年9月22日

老年养生　平安是福

元代王珪《泰定养生主论·论童仕》：少壮既往，岁不我与。孔子曰："及其老也，血气既衰，戒之在得。"盖因马念车、因车念盖，未得之、虑得之；既得之、虑失之。……寤寐惊悸而不安，……盖年老养生之道，先当以前贤破幻之诗，洗涤胸中忧结。而名利不苟求，喜怒不妄发，声色不因循，滋味不耽嗜，神虑不邪思，无益之书莫读，不急之务莫劳。

平安是福，平安是宝，平平安安，不贵求奇，足矣！

2005年9月23日

劳心甚于劳力

元代王珪《泰定养生主论·论衰老》：大抵桑榆之景，劳逸不同，盖劳心者甚于劳力者耳。盖为心王者，劳亦如是，逸亦如是，如鱼饮水冷暖自知也。人年五十者，精力将衰，大法当二十日一次施泄；六十者，当闭固勿泄也。如不能持者，一月一次施泄，过此皆常情也，不足为法。

曹雪芹写《红楼梦》未竟而逝，足见劳心之耗神，故而脑力要适当节用，不可竭泽而渔也。

2005年9月24日

重视食疗以防早衰

元代王珪《泰定养生主论·论衰老》：凡肥盛强密者，自壮至老，衣食与药并用，……肉虽多不使胜食气，果宜枣柿藕，菜宜韭与萝卜。饮食饥时先进热物，然后并宜温凉及时，勿恣食粘滑烧炙、煎炼、辛辣、燥热之味，防有内郁风痰，外发痈疽之症，虽清瘦而素禀强实兼有痰症者，与此同法。

清癯虚弱者，自壮至老，衣服与药皆宜温厚，性寒伤胃，腥膻鲙炙、生冷油腻并宜少食，如肥而素禀滑泄虚寒易感者，与此同法。

此为一篇食经，可研究采用。

2005年9月25日

寡欲　慎动　法时　祛疾

明代万全（密斋）《养生四要·寡欲》：全按养生之法有四，曰寡欲，曰慎动，曰法时，曰祛疾。夫寡欲者，谓坚忍其性也；慎动者，谓保定其气也；法时者，谓和于阴阳也；祛疾者，谓慎于医药也。坚忍其性，则不坏其根矣；保定其气，则不疲其枝矣；和于阴阳，则不犯其邪矣；慎于医药，则不遇其毒矣。养生之要，何以加于此哉。

此为全面养生之法，重在保根，“慎于医药”提得好，是为至理。

2005年9月26日

保精与保骨髓

明代万全（密斋）《养生四要·寡欲》：古人三十而娶，其虑深矣。……今之男子，……未及二八而御女，以通其精，则精未满而先泻，……他日有难形状之疾。至于半衰，其阴已痿，求女强合，则隐曲未得而精先泄矣。及其老也，其精益耗，复近女以竭之，则肾之精不足，取给于脏腑，脏腑之精不足，取给于骨髓，故脏腑之精竭，则小便淋痛，大便干涩，髓竭则头倾、足软、腰脊酸痛，尸居于气，其能久乎。

一针见血，如见其状，良哉斯言。

寡欲只在慎独

明代万全（密斋）《养生四要·寡欲》：孟子曰："养生莫善于寡欲"，寡之者，节之也。……寡欲者，所以养性命也。……欲不可纵，纵欲成灾；乐不可极，乐极生悲，可谓知养生矣。至于暗居独处之时，目有所接，心火起，虽有灾害，亦莫之顾，故曰：寡欲只在慎独。

单身贵族对于"慎独"，尤其重要，特别要防乐极生悲。

提倡心肾脾交养

明代万全（密斋）《养生四要·寡欲》：心者神之主也，肾者精之府也，脾者谷气之本也。三者交养，可以长生。苟神太烦则困，精太用则竭，谷气太伤则减，虽有补益之功，不能胜其旦暮之耗矣。……交接多则伤筋，施泄多则伤精。肝主筋，阴中阳也。筋伤则阳虚而易痿，肾主精，阴中之阴也，精伤则阴伤而易举，阴阳俱虚，则时痿时举，精液自出，念虑虽萌，隐曲不得矣。远色断想，移神于清净法界，……则屋破犹堪补矣。苟不悔悟……虽有女娲之神，终不能起冢中之枯骨也。

2005 年 9 月 29 日

谨防食有所伤

明代万全（密斋）《养生四要・寡欲》：五味稍薄，则能养人，令人神爽，稍多随其脏腑各有所伤……初伤不觉，久则成患也。古人食必兼味者，相因欲其和也，……节以礼，谨防其过也。凡人食后，微觉胸中不快，此食伤也，即服消导之剂，以助脾之转化，不可隐忍，久则成疾矣。

既要防食伤，更要及时解决食伤，不可大意。

2005 年 9 月 30 日

切不可纵口

明代万全（密斋）《养生四要・寡欲》：凡有喜食之物，不可纵口，当念病从口入，惕然自省。如上古之人，饥则求食，饱则弃余可也。苟不知节，必厌足而后止，则气味之偏，害其中和之气，传化之迟，……为澼为满为痛，纵一时之欲，贻终身害。

吃八成饱，留些余地，宁可少吃一口，不可多吃一勺。

清静养心　心安神安

明代万全（密斋）《养生四要·慎动》：人之性常静，动处是情。人之性未有不善，乃若其情则有不善矣。心纯性静，吾儒存心养性，老氏修心炼性。佛氏明心见性，正养此心，使之常清常静，常为性情之主，人身之中，只有此心便是一身之主，所谓视听言动者，此心也。故心常清静则神安，神安则七神皆安，以此养生则寿，没世不殆。心劳则神不安，神不安则精神皆危，使道闭塞而不通，形乃大伤，以此养生则殃。

2005年10月2日

谨防五伤四损

明代万全（密斋）《养生四要·慎动》：暴喜伤心，暴怒伤肝，暴恐伤肾，过哀伤肺，过思伤脾，谓之五伤。视过损明，语过损气，思过损神，欲过损精，谓之四损。

人有耳目口鼻之欲，行住坐卧之劳，虽有所伤，犹可治也。惟五志之发，其烈如火，七情之发，无能解于其怀，此神思之病，非自已乐天知命者，成败利钝，置之度外，不可治也。

心病需用心药医，此语诚然。

2005年10月3日

养生要善于养气

明代万全（密斋）《养生四要·慎动》：息者气也，人物之生莫不有窍为之出入也。唯口鼻之气有出有入，人皆知之。若目之气泄于视，耳之气泄于听，前后二阴之气泄于便溺，玄府之气泄于沛空，人则不知也。故俭其视听、节其饮食、避其风寒、此调气之要也，岂特调其呼吸而已哉。善养生者，必知养气，能养气者，可以长生。故调气者，顺其气也；服其气者，纳其气也；伏其气者，闭其气也，皆曰养气。

2005年10月4日

阴阳和则气平

明代万全（密斋）《养生四要·法时》：阴阳和则气平，偏胜则乖，乖便不和。故春夏养阳也，济之以阴，使阳气不至于偏胜也；秋冬养阴也，济之以阳，使阴气不至于偏胜也。尝观孔子，当暑……必表而出之，冬则狐貉之厚以居。……子曰：冬日则饮汤，夏日则饮水，其法时可见矣。春食麦与羊，夏食菽与鸡，秋食麻与犬，冬食黍与彘者，以四时之食各有所宜也。

饮食起居、衣著都要注意阴阳平衡而不偏颇，是保养要诀。

2005年10月5日

内药乃是上品

明代万全（密斋）《养生四要·祛疾》：生药三品，神与气精。夫太虚之谓神，生生之谓气，象形之谓精。……阳精随气以运动，阴精藏神而固守，内处交养，动静互根，神依气、气依精、精归气、气归神，故能神与形俱，与天地悠久也，此之谓上药。五谷为养，五畜为助，五菜为充，五果为益。精不足者，温之以气；形不足者，补之以味，……益寿而以百数，此之谓中药。水土金石草木昆虫，气味合而服之，可以攻邪也，……此之谓下药。今人弃上药而不求，饵中药而不自知，至于有病以下药为良剂，……无怪乎斯民之不寿也。善养生者，当知五失：不知保生，一失也；病不早治，二失也；治不择疾，三失也；喜峻药攻，四失也；信巫不信医，五失也。

2005年10月6日

保养元气与谷气

明代万全（密斋）《养生四要·祛疾》：无极之真，二五之精，妙合而凝，以成男成女者，元气也。五谷为养，五果为助，五畜为益，五菜为充者谷气也。肾为元气之根，脾胃为谷气之主，故修真之士，所谓先天之气真水真火者，即此元气也；所谓真土为刀圭者，即此谷气也。……澄心静虑，惜精爱气者，所以养此元气也。无元气则化灭，无谷气则神亡，两者当交相养也。古人制参苓白术散，谓补助脾胃，此药最妙，今作丸剂，与前滋阴大补相间服之尤佳。

肾脾为人之两本，本是不可动摇的。

养生贵养气　养气贵养心

明代王文禄（自号沂阳生）《医先》：沂阳生曰：养生贵养气，养气贵养心，养心贵寡欲，寡欲以保元气，则神强而形不罢。若形坏则神不存，神离则形不固。……必形与神俱，即魂魄足，营卫调，夫营血也，卫气也。气以卫血，血以荣气。岐伯曰：根于中者，命曰神机，神去则机息；根于外者，命曰气立，气止则化绝。沂阳生曰：神气之旨，妙者在心，悟之而已。运用之妙，在乎一心，养气保健，亦是如此，心之妙用，大矣哉！

2005年10月8日

慎言语　节饮食

明代王文禄（自号沂阳生）《医先》：沂阳生曰：胃气者中气也。慎言语则中气不散而上越，节饮食则中气不滞而下泄。故易《颐》象曰：君子以慎言语，节饮食。

慎言语与节饮食，是保健要诀，人只知多病损气，却不知多言损气，只知饥饿损气，却不知过饱损气，要好好地把握这个“度”。

2005年10月9日

精为至精之宝

明代王文禄（自号沂阳生）《医先》：沂阳生曰：甚矣，精为至精之宝也。故岐伯云：精者身之本也。是以精枯则病，精竭则死。夫劳极则精罢，思极则精离，饮食少则精减，房欲频则精耗，……夫人曷可妄用其精哉。故曰：精不妄用则气不散，气不散则神不移。又曰：思不可用，意不可动，意动则神移，神移则气散，气散则精亡。

此处所指精，非仅肾精，而是五脏广义之精，珍惜至精之宝。

2005年10月10日

欲寡则神凝

明代王文禄（自号沂阳生）《医先》：沂阳生曰：养神之术，去牵引而已矣。牵如牵绳之牵，引如引弓之引。舟欲疾必牵行之急，矢欲中必引满之审。绳断则舟往矣，矢释则弓舒矣，欲寡则神凝矣。

欲速则不达，一张一驰文武之道，适可而止，方得和谐与成功。欲乃广义之欲，欲海无边，回头是岸，懂得寡欲，便是养生之仙丹妙药，仙丹在你心头，何必枉自苦去寻。

2005年10月11日

一切病皆生于心

明代王文禄（自号沂阳生）《医先》：沂阳生曰：一切病皆生于心，心神安泰，病从何生？不观农夫冒暑耘耨，无暑病，相习忘之也。凡心动则火起，外邪斯入矣，是以贵忘外。

忘字是治病良药，要忘记有病，忘得越彻底越好，但治疗要抓紧，抓得越紧越好，将纸老虎当真老虎打。十二分的忘记，二十四分的治疗，便无病不克，胜利在握。

2005年10月12日

忘字是养生要诀

明代王文禄（自号沂阳生）《医先》：沂阳生曰：慎喜戒怒，气调矣，御寒避暑，形固矣，心主之也。苟能虽喜忘喜不累于喜，虽怒忘怒不累于怒，虽寒忘寒不累于寒，虽暑忘暑不累于暑。形气豫全，何伤之有？非至人曷足语此。

有我如无我，有情如无情，有思如无思，有爱如无爱，抓住一个忘字，就是治病保健妙药。

2005年10月13日

心为形役　有耗无益

明代王文禄（自号沂阳生）《医先》：或问发白何也？沂阳生曰："省思虑则心务不耗，发不易白矣。盖发属血也，……曰：远色欲则肾精不耗，须不易白也，盖须属精也。"又问年高则形容老何也？曰："心为形役，有耗无益，是以易老。若能一切忘之，则身且忘矣，况年乎，故曰：天若有情天亦老，天之苍苍不变，则人之形容须发亦可以无变也。司马子微《坐忘论》，欲法太虚云尔。

坐忘，坐忘，愿尔能忘。

2005年10月14日

法阴阳以自固

明代王文禄（自号沂阳生）《医先》：沂阳生曰：心火不炎则无疮疡诸疾，戒暴怒则无中气诸疾。夏至阴生，绝欲至秋分，则无中暑疟痢诸疾；冬至阳生，绝欲至春分，则无伤寒瘟疫诸疾。此谓顺天时，法阴阳以自固，求子则子寿，养生则生怡。

强调寡欲，还要强调关注时令。

养脾养气　养生三要

明代王文禄（自号沂阳生）《医先》：沂阳生曰：脾之系于生人大矣。思则伤脾，多食则胃塞，而脾不能运亦受伤。是以养脾者，养气也，养气者，养生之要也。

土生万物，脾土为人体之本，淡滋味以养脾，少思虑以健脾，微端按摩以强脾，运动以调节于脾，勿过劳以保脾。

2005年10月16日

清虚恬静忘日忘年

明代王文禄（自号沂阳生）《医先》：六气不侵，七情不扰，清虚恬静之日，日日如此，则病安以生？不变不动而能忘之，则忘日忘年，寿与天地等而不老矣，形安能槁？奈何至易而人不肯为，日自戕其生理也。盖欲火炙烈，每日暗损一分，不觉积久损多矣，以原禀厚薄为寿之修短也。

清虚恬静，清指心静，虚指心空，恬指心愉，静指寡欲，而后落实到一个忘字，重在忘我。

2005年10月17日

正宗保养 尽其天年

明代李梴（字健斋）《医学入门·保养说》：《素问》曰：食饮有节，起居有常，不妄作劳，精神内守，病安从来？故能尽其天年，度百岁乃去，此保养之正宗也。盖有节有常而不劳，则气血从轨，而无俟于搬运之烦，如今之动功也。精神内守，则身心凝定，而无俟于制服之强，如今之静功也。尽天年度百岁乃去，则自古有生必有死，惟不自速其死耳，乌有如今之所谓飞升超脱往世之说耶？

2005年10月18日

主于理 不贪不躁不妄

明代李梴（字健斋）《医学入门·保养说》：吾知精神内守，而后饮食起居得其宜，……若不识尽天年，度百岁乃去机括，虽终日闭目，只是一团私意，静亦动也；若识透天年，百岁之有分限节度，则事事循理，自然不贪不躁不妄，斯可以祛未病而尽天年矣。主于气，则死生念重，而昏昧错杂，愈求静而不静；主于理，则人欲消亡，而心清神悦，不求静而自静。

人是需要理智的，不可跟着感觉走。

2005年10月19日

养心莫善于寡欲

明代李梴（字健斋）《医学入门·保养说》：保养可勿药乎？曰避风寒以保其皮肤六腑，则麻黄桂枝理中四逆之剂不必服矣；节劳逸以保其筋骨五脏，则补中益气劫劳健步之剂不必服矣；戒色欲以养精，正思虑以养神，则滋阴降火养荣凝神等汤又何用哉；薄滋味以养血，寡言语以养气，则四物四君十全三和等汤又何用哉。要之，血由气生，由神全。神乎？心乎？养心莫善于寡欲。

2005年10月20日

能甘淡薄以补五脏

明代李梴（字健斋）《医学入门·茹淡论、阴火论按语》：右丹溪格言两篇，病者当时目之，或者议其茹淡之偏，殊不知其本意为痰火阴虚之人作也。人至中年，肾气自衰，加之佚欲，便成虚损。……能甘淡薄，则五味之本自足以补五脏，养老慈幼皆然……。《论语》“肉虽多，不使胜食气。”小注云：“肉气胜，滞谷气，谷气胜，滞元气，元气流行者寿，元气滞者夭”。

适当节食，甘于淡薄，可保健康。

2005年10月21日

欲多必损精　损精必夭寿

明代高濂（字深甫）《遵生八笺·清修妙论》：欲多则损精，人可保者命，可惜者身，最重者精，……若耗散真精不已，疾病随生，死亡随至。

欲不仅指色欲，应是广义之欲，如金钱、权势，但色欲应是主要之欲。记住：欲多必损精，损精必夭寿，人体最重者精！

2005年10月22日

心当自主　不为形役

明代高濂（字深甫）《遵生八笺·起居安乐》：吾生起居祸患，安乐机之也。人能安所遇，而遵所生，不以得失役吾心，不以荣辱劳吾形，浮沉自如，乐天知命，休休焉无日而不自得也，是非安乐之机哉！若彼偃仰时尚，奔走要途，逸梦想于燕韩，驰神魂于吴楚，遂使当食忘味，当卧忘寝，不知养生有方，日用有忌，毒形蛊心，枕戈蹈刃，祸患之机乘之矣，可不知所戒哉。余故曰：知恬逸自足者，为得安乐本；审居室安处者，为得安乐窝；保晨昏怡养者，为得安乐法；闲溪山逸游者，为得安乐欢；识三才避忌者，为得安乐戒；严宾朋交接者，为得安乐助。

心当自主，不为形役，是关键所在。

2005年10月23日

神依于形　形依于气

明代高濂（字深甫）《遵生八笺·延年祛病》：高子曰：生身以养寿为先，养生以祛病为急。经曰："我命在我，不在于天。……故人之所生，神依于形，形依于气，气存则荣，气败则灭，形气相依，全在摄养。"

神是人身宝中宝，气与精又是神之母，互相联系，关系密切，如鱼与水，不可分割。睡眠与休息是养神之保证，要保健就要从睡眠与休息着手。

2005年10月24日

饮食为活人之本

明代高濂（字深甫）《遵生八笺·馔服食》：高子曰：饮食者，活人之本也。……人于日用养生，务尚淡薄，勿令生我者害我，俾五味得为五内贼，足得养生之道矣。余集，首茶水，次粥糜蔬菜，薄叙脯馔，醇醴面粉，糕饼果实之类，惟取适用。

勿使"活人之本"变为"五内贼"，要充分利用"活人之本"，将食疗摆到首位，切记！

2005年10月25日

讲求聚精之道　务实其精

明代养生家袁黄《摄生三要·聚精》：经云：肾为藏精之府，……元精在体，犹木之有脂，神倚之如鱼得水，气依之如雾复渊。十六而真精满，五脏充实，始能有子，然自此精既泄之后，则真体已亏，元形已凿，惟借饮食滋生精血。不知持满，不能保啬，所生有限，所耗无穷，未至中年，五衰尽见，百脉俱枯矣，是以养生者，务实其精。

聚精之道，一曰寡欲，二曰节劳，三曰息怒，四曰戒酒，五曰慎味。

2005年10月26日

多思气乱　多言气散

明代养生家袁黄《摄生三要·养气》：养气者，须从调息起手。养身者，毋令身中之气有所违诤，……气欲柔不欲强，欲顺不欲逆，欲定不欲乱，欲聚不欲散。故道家最忌嗔，嗔心一发，则气强而不柔，逆而不顺，乱而不定，散而不聚矣。……故道者需如光风霁月，景星庆云，无一毫乖戾之气。……又食生菜肥鲜之物，亦令人气强难斗，食非时动气之物，亦令人气逆。又多思气乱，多言气散，皆当深戒。

养身贵在养气，养气贵在养精，养精贵在养神，养神实为至要。

2005年10月27日

养气在于存神

明代养生家袁黄《摄生三要·存神》：聚精在于养气，养气在于存神，神之于气，犹母之于子也。故神凝则气聚，神散则气消，若宝惜精气而不知存神，是茹其华而忘其根矣。

此人以养气、聚精、存神为摄生三要，存神是为三要之根，抓住根本，才是最重要的，不可本末倒置。

2005年10月28日

精足则神壮　神和则德全

明代养生家陈继儒《养生肤语》：人生天地间，虽可见者形，所以能长久者气。人与人相形而欲生，其理一也，人能勘破此理，每事抑损，惩其忿而窒其欲，则五气自平，六脉自和，延生必矣。魂魄合而成形，贤愚在德，肥瘦在母，寿夭在父。血盛则肌肥，精足则神壮，神和则德全。……以此见天之赋命，生由父之精，而死亦由父之精也。但养生全德，此则由于己者，不可不知此事。

神和是人体之灵魂，健康之灵魂。

2005年10月29日

生死系于阳

明代养生家陈继儒《养生肤语》：生死系于阳，……一分阳气不尽不死。以此为言，则人之阳气，安可不宝？耳聋目瞶，阳将散矣，是以君子先时兢兢，唯阳是守，有以也夫。

此文言短而意义深长，阴阳调和，虽则十分重要，但阳是其纲，即护持之主要方面，千万不可忘记！

2005年10月30日

酌量五味　使之不过

明代养生家陈继儒《养生肤语》：人生食用最宜加谨，以吾身中之气，由之而升降聚散耳。何者，多饮酒则气升，多饮茶则气降，多肉食谷食则气滞，多辛食则气散，多咸食则气坠，多甘食则气积，多酸食则气结，多苦食则气抑。修真之士，所以调节五脏，流通精神，全赖酌量五味，约省酒食，使不过则可也。

“不过”两字为要诀，时时处处事事，都不可过头。

2005年10月31日

少思虑以养神

明代养生家陈继儒《养生肤语》：今人作文神去，作事神去，好声神去，好色神去，凡动静运用纷纭，神无不去。……人之致思发虑，致一思，出一神，注一念，出一神，如分火焉，火愈分，油愈干，火愈小，神愈分，精愈绝，神愈少。

此处并非危言耸听，实阐明少思虑以养神之重要性，养生重在养神惜神。

2005年11月1日

节俭可以养德保健

明代养生家龙遵叙《食色绅言·饮食绅言》：予尝谓节俭之益，非止一端。大凡贪淫之人，未有不生于奢侈者，俭则不贪不淫，是可以养德也；人之受用，自有剂量，省啬淡泊，有久长之理，是可以养寿也；醉浓饱鲜，昏人神志，若疏食菜羹，则肠胃清虚，无滓无秽，是可以养神也；奢则妄取苟求，志气卑辱，一从俭约，则于人无求，于己无愧，是可以养气也。薛文清曰："酒色之类，使人志气昏酣荒耗，伤生败德，莫此为甚，俗以为乐，余不知果何乐也。惟心清欲寡，则气平体胖乐不知矣。"

2005年11月2日

神之寿命主乎精气

明代养生家龙遵叙《食色绅言》：若人恬淡，则神定魂清，意安魄宁，精不走失；若人躁兢，则神疲魂浊，意乱魄散，精遂溃耗。……神之寿命主乎精气，犹灯之有油，如鱼之有水，油枯灯灭，水涸鱼亡，奈何愚人以苦为乐，见色弃生，岂知精绝命亦随逝。

以苦为乐，见色弃生为人之通病，如不猛醒，性命危矣！

2005年11月3日

饮食养生　暖食为佳

明代御医龚廷贤《寿世保元·饮食》：人知饮食所以养生，不知饮食失调亦以害生。是故贤哲防于未病，凡以饮食，无论四时，常令温暖，夏月伏阴在内，暖食尤宜。

暖食是个细节问题，热不灼唇，冷不冰齿，是食温之标准，切记勿忘。

2005年11月4日

善养生者养内

明代御医龚廷贤《寿世保元·饮食》：善养生者养内，不善养生者养外。养内者，以恬脏腑，调顺血脉，使一身之流行冲和，百病不作。养外者，恣口腹之欲，极滋味之美，穷饮食之乐，虽肌体充腴，容色悦泽，而酷烈之气内蚀脏腑，精神虚矣，安能保合太和，以臻遐龄？

养内是保健关键，牢记！

2005年11月5日

衰老之戒　戒之在得

明代御医龚廷贤《寿世保元·老人》：老者安之，弗以筋力为礼，广筵专席，何当勉力支陪，衰老之戒一也；戒之在得，举念浑无去取，家之成败开怀，尽付儿孙，优游自如，清心寡欲二也；衣薄棉轻葛，不宜华丽粗重，慎于脱着，避风寒暑湿之侵，小心调摄三也；饮温暖而戒寒凉，食细软而远生硬，务须减少，频频慢餐，不可贪多，慌慌大咽，四时宜制健脾理气补养之药，四也；莫为寻幽望远而早起，莫同少壮尽欢而晚归，惟适性而已，五也。

养生十一要点

明代御医龚廷贤《寿世保元·老人》：薄滋味、省思虑、节嗜欲、戒喜怒、惜元气、简言语、轻得失、破忧沮、除妄想、远好恶、收视听。

此为全面养生之十一要点，每一点都要高度重视，总则是养神与保神。

2005年11月7日

摄养精华《摄养诗》

明代御医龚廷贤《寿世保元·摄养诗》：惜气存精更养神，少思寡欲勿劳心。食唯半饱无兼味，酒至三分莫过频。每把戏言多取笑，常含乐意莫生嗔。炎热变诈都休问，任我逍遥过百春。

此诗为摄养之精华，常读常新，天年有限，当珍惜！

2005年11月8日

延年十五诀

明代御医龚廷贤《寿世保元·延年良箴》：可以延年的十五诀：（1）四时顺摄，晨昏护持；（2）物来顺应，事过心宁；（3）口勿妄言，意勿妄想；（4）勿为无益，当慎有损；（5）行住量力，勿为形劳；（6）坐卧顺时，勿令身怠；（7）悲哀喜乐，勿令过情；（8）爱憎得失，揆之以义；（9）寒暖适体，勿侈华艳；（10）动止有常，言谈有节；（11）呼吸清和，安神闺房；（12）诗书悦心，山林逸兴；（13）儿孙孝养，僮仆顺从；（14）身心安逸，四大闲散；（15）救苦度厄，济困扶危。

2005年11月9日

养心要语

明代医学家胡文焕《类修要诀·养心要语》：笑一笑，少一少；恼一恼，老一老；斗一斗，瘦一瘦；让一让，胖一胖。

养心是为人们摄生保健之根本，好的情操是健康的保证，这就是人们梦寐以求之仙丹。

2005年11月10日

三元全　陆地仙

明代医学家胡文焕《类修要诀·养心要语》：元气实，不思食；元神会，不思睡；元精足，不思欲；三元全，陆地仙。

元气、元神、元精为人体三宝，以养神为关键，保精为基石，调气为武器，自然身轻体健而长寿，有如陆地神仙。

2005年11月11日

养心要诀

明代医学家胡文焕《类修要诀·养心要语》：无劳尔形，无摇尔精，无动尔神，乃可长生。发宜多栉，手宜在面，齿宜数扣，津宜常咽。安谷则生，绝谷则亡，饮食自倍，肠胃乃伤。春夏宜早起，秋冬任晏眠。晏忌日出后，早忌鸡鸣前。避色如避仇，避风如避箭。莫吃空心茶，少食中夜饭。

若能条条实现，定可长寿。

2005年11月12日

养神 惜气 堤疾

明代医学家胡文焕《类修要诀·续附·养生要诀》：戒暴怒以养其性，少思虑以养其神，省言语以养其气，绝私念以养其心。早漱不若晚漱，晚餐岂若晨餐，节饮自然脾健，少餐必定神安。服药千朝，不如独宿一宵；饮酒一斛，不如饱食一粥。保养之计，其理万计，约而言之，其求有三，一养神，二惜气，三堤疾。

2005年11月13日

先天气与后天气

明代医学家张景岳《类经·摄生类三》：气义有二：曰先天气，后天气。先天气者，真一之气，气化于虚，因气化形，此气自虚无中来；后天者，血气之气，气化于谷，因形化气，此气自调摄中来。此一形字，即精字也。

肾为先天之本，脾为后天之本，懂得此理，人们自己对于长寿，就会大有可为的。

2005年11月14日

水生万物　制欲至要

明代医学家张景岳《类经·摄生类三》：盖精为天一所生，有形之祖。《龙虎经》曰：水能生万物，圣人独知之。《经脉篇》曰：人始生，先成精，精成而脑髓生。《阴阳应象大论》曰：精化为气，故先天之气；气化为精，后天之气。精化为气，精之与气，本自互生，精气既足，神自王矣。虽神由精气而生，然所以统驭精气而为运用之主者，则又在吾心之神。三者合一，可以言道矣。今之人但知禁欲即为养生，殊不知心有妄动，气随心散，气散不聚，精逐气亡。释氏有戒欲者曰：断阴不如断心，心为功曹，若止功曹，从者都息。邪心不止，断阴何益？此言深得制欲之要，亦足为入门之一助也。

2005年11月15日

后天培养者寿者更寿

明代医学家张景岳《景岳全书·传忠录·先天后天论》：以人之禀赋言，则先天强厚者多寿，先天薄弱者多夭，后天培养者寿者更寿，后天斫削者夭者更夭。……颜色之有辨也，苍者寿而妖者夭，嫩中有苍者吉，苍中有嫩者凶。声音之有辨也，充者寿而怯者夭，虽细而长者吉，虽洪而促者凶。形体之有辨也，坚者寿而脆者夭，身虽羸瘦而动作耐者吉，体虽强盛而精神易困者凶。动静有辨也，静者寿而躁者夭，性虽若急，而急中有和者吉，阳虽若厚，而阴中蕴薄者凶。气质之辨，少年华丽，而易盈易满者，早凋之兆也。是故两天俱得其全者，耆艾无疑也，先后俱失其守者，夭促弗乂也。

2005年11月16日

养生在于乐　欲乐者莫如为善

明代医学家张景岳《景岳全书·传忠录·先天后天论》：若以人的作用而言，则先天之强者不可恃，恃则并失其强矣；后天之弱者当知慎，慎则人能胜天矣。所谓慎者，慎情志可以保心神，慎寒暑可以保肺气，慎酒色可以保肝肾，慎劳倦饮食可以保脾胃。唯乐可以养生，欲乐者唯莫如为善；唯福可以保生，祈福者切勿欺天。但使表里无亏，则邪疾何由而犯，而两天之权不在我乎。

2005年11月17日

保形是人之首务

明代医学家张景岳《景岳全书·传忠录·治形论》：老子曰：吾所以有大患者，为吾有身，使吾无身，吾有何患？余则曰：吾之所以有大乐者，为吾有形，使吾无形，吾有何乐，是可见人之所有者唯吾，吾之所赖者惟形耳。无形则无吾矣，谓非人生之首务哉。

保形即是保健其身，当是人生之首务，失去“老本”，一切免谈！

2005年11月18日

养精血以养形

明代医学家张景岳《景岳全书·传忠录·治形论》：奈人昧养形之道，不以情志伤其府舍之形，则以劳役伤其筋骨之形。内形伤则神气为之消靡，外形伤者肢体为之偏废，甚至肌肉尽削，其形可知。其形既败，其命可知。然而善养生者，可不先养其形以为神明之宅；善养病者，可不先治此形以为兴复之基乎？虽治形之法非止一端，而形以阴言，实惟精血二字足以尽之。

2005年11月19日

水为形之祖

明代医学家张景岳《景岳全书·传忠录·治形论》：所以欲祛外邪，非从精血不能利而达；欲固中气，非从精血不能蓄而强。水中有真气，火中有真液，不从精血何以使之升降？脾为五脏之根本，肾为五脏之化源，不从精血何以使之灌溉？然则精血即形也，形即精血也。天一生水，水即形之祖也。故凡欲治病者，必以形体为主，欲治形者，必以精血为先，此系医家之大门路也。

后天之养　其为在人

明代医学家张景岳《景岳全书·传忠录·天年论》：夫人之所受于天而得生者，本有全局，是即所谓天年也。……然则后天之养，其为在人，可以养生家而不以此为首位乎？则凡孽由自作而致不可活者，犹有六焉。何以见之，则酒色财气及功名之累，庸医之害皆是也。

记住：除此六害，十分重要。

2005年11月21日

谨防六害

明代医学家张景岳《景岳全书·传忠录·天年论》：故有困于酒者，但知米汁味甘，安思曲糵之性烈，能潜移祸福而人难避也，能大损寿元而人不知也。……耽而不节，则精髓胡堪，久醉阴血日以散亡，未及中年，多见病变百出而危于此者，不知其几何人矣。有困于色者，但图娇艳可爱，而不知倾国之说为何？伐命之说为何？故有因色而病者，则或成劳损，或染秽恶，或相思之失心，或郁结之尽命。……有困于财者……有困于气者……有困于功名者……有困于医者……。

◀ ◀ ◀ 2005年11月22日

中年保健是关键

明代医学家张景岳《景岳全书·传忠录·中兴论》：故人于中年左右，当大为修理一番，则再振根基，尚余强半。

此语发聋振聩，甚为宝贵，本人七旬有六，自恨醒太晚，特录之，以为中年宝贵之经验。

◀ ◀ ◀ 2005年11月23日

老年应豪畅

明代养生家吕坤《呻吟语》：少年之情，欲收敛，不欲豪畅，可以谨德；老年之情，欲豪畅，不欲郁瘀，可以养生。

豪是指莫老气横秋，畅是指心情舒畅，得此两字，足以养生。

◀ ◀ ◀ 2005年11月24日

心愈操愈精明

明代养生家吕坤《呻吟语》：心要常操，身要常劳。心愈操愈精明，身愈劳愈强健，但自不可过耳。

生命在于运动，心与身都需要有适度的运动。

2005年11月25日

始于从容卒于急促

明代养生家吕坤《呻吟语》：天地万物之理，皆始于从容，而卒于急促。急促者，尽气也；从容者，初气也。事从容则有余味，人从容则有余年。

从容对付艰险，便当化险为夷。

2005年11月26日

仁、默、拙者寿

明代养生家吕坤《呻吟语》：仁者寿，生理完也；默者寿，元气定也；拙者寿，元神固也。反此皆妖道也，其不然，非常理耳。

以仁为首，默、拙为辅，自当常驻健康，此为常理。

2005年11月27日

无价之药取诸身

明代养生家吕坤《呻吟语》：愚爱谈医，久则厌之。客言及者，告之曰：以寡欲为四物，以食淡为二陈，以清心省事为四君子，无价之药，不名之医，取诸身而已。

身有无价药，何必去他寻，若能悟此道，幸福伴终生。

慎于千日　防于一旦

明代养生家吕坤《呻吟语》：元气已虚，而血肉未溃，饮食起居，不甚觉也。一旦外物袭之，溘然死矣。不怕千日，怕一旦，一旦者千日之积也。千日可为，一旦不可为也。故慎于千日，正以防其一旦也。

抓住一个慎字，立足于防。

2005年11月29日

珍重元气　终其天年

清代医学家徐大椿《医学源流论·元气存亡论》：养生者之言曰：天下之人，皆可以无死，斯言妄也。……当其受生之时，已而定分焉。所谓定分者，元气也。视之不见，求之不得，附于气血之内。宰乎气血之先，其形成之时，已有定数……。故终身无病者，待元气之自尽而死，此所谓终其天年者也。至于疾病之人，若元气不伤，虽病甚不死，元气或伤，虽病轻亦死。……有先伤元气而病者，此不可治者也；有因病而伤元气者，此不可不预防者也。亦有误治而伤及元气者，亦有元气虽伤未甚，尚可保全之者，其等不一，故诊病……视元气之存亡，百不失一。

神而明之之术

清代医学家徐大椿《医学源流论·元气存亡论》：若夫有疾病而保全之法何如？……寒热攻补不得其道，则实其实而虚其虚，必有一脏大受其害，邪入于中而精不能续，则元气无所附而伤矣。故人之一身，无处不宜谨护，而药不可轻试也。若夫预防之道，惟上工能虑在病前，不使其势已横而莫救，使元气克前，则自能托邪于外。若邪盛为害，则乘元气未动，与之背城而一决，勿使后事生悔，此神而明之之术也。若欲与造化争权，而令天下之人终不死，则无是理矣。

2005年12月1日

平居静养方可入寝

清代养生家曹慈山《老老恒言·安寝》：少寐乃老年大忌，……必先平居静养，入寝时，将一切营为计虑，举念即除，渐除渐少，渐少渐无，自然可得安眠。若终日扰扰，七情火动，辗转牵怀，欲其一时消释得乎？

◀ ◀ ◀ 2005年12月2日

忘乎寐 通睡乡之路

清代养生家曹慈山《老老恒言·安寝》：养生家曰：先睡心，后睡目，……愚谓寐有操纵两法。操者，如贯想头顶，默数鼻息，返视丹田之类，使心有所着，乃不纷驰，庶可获寐。纵者，任其心游于杳渺无朕之区，亦可渐入朦胧之境。最忌者，心欲求寐，则寐愈难，盖醒与寐交界关头，断非意想所及。唯忘乎寐，则心之或操或纵，皆通睡乡之路。

◀ ◀ ◀ 2005年12月3日

食后卧宜右侧

清代养生家曹慈山《老老恒言·安寝》：如食后心欲卧，宜右侧以舒脾之气。《续博物志》云：卧不欲左胁，亦此意，食远则左右胥宜。

此虽细事，但甚有道理，右侧亦可放松心脏。

2005年12月4日

老人下腹宜暖

清代养生家曹慈山《老老恒言·安寝》：腹为五脏之总，故腹本喜暖。老人下元虚弱，更宜加意暖之。办兜肚，将蕲艾捶软铺匀，蒙以丝棉，细针密行，勿令散乱成块，夜卧必需，居常亦不可轻脱。又有以姜桂及麝香诸药装入，可治腹作冷痛。

下腹注意保暖，是老人值得重视之事，切勿疏忽大意。

2005年12月5日

淡食少食为佳

清代养生家曹慈山《老老恒言·饮食》：凡食物不能废咸，但少加使淡，淡则物之真味真性俱得。每见多咸物必发渴，咸属水下润，而反为渴者何？《内经》谓血与咸相得则凝，凝则血燥。凡食总以少为有益，脾易磨运，乃化精液。否则极补之物，多食乃至受伤，故曰少食以安脾也。

食物有三化

清代养生家曹慈山《老老恒言·饮食》：《华陀食论》曰：食物有三化。一火化，烂煮也；一口化，细嚼也；一腹化，入腹自化也。老年唯藉火化，磨运易即输精多。若市脯每加硝石，速其糜烂，虽同为火化，不宜频食，恐反削胃气。

2005年12月7日

养静所以养阴

清代养生家曹慈山《老老恒言·燕居》：养静为摄生首务，……《内经》曰：阴精所奉其人寿，阳精所降其人夭。降者降伏之降，阴不足而受阳制，立见枯竭矣。养静所以养阴，正为动时挥运之用。静以养阴，是人们保健良方，不可忘记。

2005年12月8日

科学地饮茶

清代养生家曹慈山《老老恒言·食物》：茶能解渴，亦能致渴，荡涤精液故耳。……多饮面黄，亦少睡，魏仲先谢友人惠茶诗云："不敢频尝无别意，只愁睡少梦君稀。"惟饭后饮之，可解肥浓。

2005年12月9日

动而不妄动　亦静也

清代养生家曹慈山《老老恒言·燕居》：心不可无所用，非必如槁木、如死灰，方为养生之道。静时固戒动，动而不妄动，亦静也。道家所谓不怕念起，惟怕觉迟。至于用时戒杂，杂则分，分则劳，惟专则虽用不劳，志定神凝故也。

2005年12月10日

老人最忌是怒

清代养生家曹慈山《老老恒言·燕居》：人借气以充其身，故平日在乎善养，所忌最是怒。怒心一发，则气逆而不顺，窒而不舒，伤我气，即足以伤我身。老人虽事值可怒，当思事与身孰重，一转念间，可以涣然冰释。

2005年12月11日

衣不嫌过　食不嫌不及

清代养生家曹慈山《老老恒言·燕居》：寒暖饥饱，起居之常。唯常往往易于疏纵，自常随时审量，衣可加即加，勿以寒薄而少耐；食可置即置，勿以悦口而少贪。《济生篇》曰：衣不嫌过，食不嫌不及，此虽救偏之言，实为得中之论。

老人切勿急躁

清代养生家曹慈山《老老恒言·省心》：老年肝血渐衰，未免性生急躁，旁人不及应，每至急躁益甚，究无济于事也。当以一耐字处之，百凡自然就理，血气既不妄动，神色亦觉和平，可养生兼养性。

2005年12月13日

老应重视滋阴

马王堆汉墓帛医书（西汉初葬品）：君必食阴以为常，助以柏实甚良，饮走兽泉英，可以却老复壮，曼泽有光。接阴将众，继以蜚虫，春爵员骀，兴彼鸣雄，鸣雄有精，诚能服此，玉策复生。

后面几句话很难懂，我则理解为滋阴为主，亦要注意壮阳，才能达到阴阳调和之目的。

2005年12月14日

察天地之道以养寿

马王堆汉墓帛医书：君若欲寿，则顺察天地之道。……善治气搏精者……目明耳聪，皮革有光，百脉充盈，阴乃自生，繇使则可以久立，可以远行，故能寿长。

“顺察”两字很重要，遵其规律，依规律去办，不可逆天而行。

2005年12月15日

一夕不卧　百日不复

马王堆汉墓帛医书：长寿生于蓄积。胥食而生者也，食者，胥卧而成者也。夫卧，使食靡消，散药以流形者也。譬卧于食，如火於金，故一夕不卧，百日不复。

一夕不卧，百日不复，足见睡眠之重要性。

2005年12月16日

务在积精　常要咽津

马王堆汉墓帛医书：凡彼治身，务在积精。……虚实有常，慎用勿忘，勿困勿穷，筋骨凌强，踵以玉泉，食以芬芳，微出微入，待盈是常，三和气至，坚劲以强。

玉泉即是口中津液，常咽津液可以积精，这是保健良方。

2005年12月17日

男女之合必有则

马王堆汉墓帛医书《天下至道谈》：气有八益，又有七损，不能用八益去七损，则行年四十而阴气自半也，五十而起居衰，六十而耳目不聪明，七十上脱下脱，阴气不用，涕泣流出。令之复壮有道，去七损，以振其病，用八益以贰其气，是故老者复壮，壮者不衰。故二生者食也，损生者色也，是以圣人合男女必有则也。

2005年12月18日

重视胎教　方能优生

马王堆汉墓帛医书《胎产书》：……二月始膏，毋食辛臊，居处必静，男子勿劳，百节皆病，……三月始脂，……当是之时，未有定仪，见物而化，是故君公大人，毋使侏儒，不视沐猴，不食葱姜，不食兔羹，是谓内象成子。

注重胎教，方能优生优育。

2005年12月19日

恬淡虚无　真气从之

《素问·上古天真论》："志闲而少欲，心安而不惧，形劳而不倦，气从以顺，各从其欲，皆得所愿，所以能年皆度百岁而动作不衰"。

外不劳形于事，内无思想之患。以恬愉为务，以自得为功，形体不敝，精神不散，亦可以百数。"恬淡虚无，真气从之，精神内守，病安从来？"

2005年12月20日

能中和者必久寿

晋代养生家陶弘景说："莫大忧愁，莫大哀思，此所谓中和，能中和者必久寿也"。

中字诀是我×形法中重要一诀，这里的中是指莫走极端，和为贵，和谐、和气是人的优秀品质。

2005年12月21日

心诚意正思虑清

唐代名医孙思邈："世人欲识卫生道，喜乐有常嗔怒少。心诚意正思虑清，顺理修身去烦恼。"

重在"心诚意正，喜乐有常。"实是人生可治百病的妙药。

2005年12月22日

头勿北卧

唐代名医孙思邈《千金要方·道林养性》："头勿北卧，及墙北亦勿安床。"《老老恒言·安寝》亦说："首勿北卧，谓避阴气。"北方是阴中之阴，主水主寒，阴气最盛，头为诸阳之会，阴寒之气最能伤阳。

2005年12月23日

欲得长生 肠中常清

汉朝王充在《论衡》中说："欲得长生，肠中常清；欲得不死，肠中无滓。"《吕氏春秋·达郁篇》说"用其新，弃其陈，……精气日新，邪气尽去，及其天年。"

人老了，肠胃功能老化，能否正常大便是很重要的。当然更不可忽视小便正常。

2005年12月24日

我的人生十条格言

(1) 知识就是力量。
(2) 知医就是健康，医盲比癌症更可怕。
(3) 健康就是幸福。
(4) 你是自己最好的医生。
(5) 以有限的人生，发挥无穷的潜力。
(6) 无私无畏，无索无求，奉献就是成功。
(7) 写出来就是胜利，是金子总会发光。
(8) 得人心者得健康，以心为镜拜心为师。
(9) 吃得苦中苦，方为人中人。
(10) 人民是大海，你是其中一滴水。

2005年12月25日

食疗重于药疗

唐代名医孙思邈说：“凡欲治疗，先以食疗，既食疗不愈，后乃用药尔。”

言短意深，你每天要吃饭菜，那便是药，病既从口入，亦可从口出。饮食失当，吃再好的药也无用，等于慢性自杀，食疗重于药疗，乃是至理，切记！

2005年12月26日

大便不宜忍

唐代孙思邈在《千金要方·道林养性》中说：“忍便不出成气痔”。清代曹慈山在《老老恒言·便器》中说：“大便忍愈久，便愈难，便时必致努力，反促伤气。”《千金要方·道林养性》又说：“大便不用呼气及强努，令人腰疼目涩，宜任之佳。”

总之，大便要依自身身体情况，不可勉强，要注意保护肛门。

2005年12月27日

通调之道

清代养生家曹慈山《老老恒言·便器》说："或问通调之道如何？愚谓食少化速，则清浊易分，一也；薄滋味，无粘腻，则渗泄不滞，二也；食久然后饮，胃虚则水不归脾，气达膀胱，三也；且饮必待渴，乘微燥以清化源，则水以济火，下输便捷，四也。"

2005年12月28日

小便不可忍

唐代孙思邈在《千金要方·道林养性》中说："忍尿不便，膝冷成痹。"《老老恒言·便器》说："欲溺即溺，不可忍。"《千金要方·道林养性》说："小便勿弩，令两足膝冷。"

听其自然，既不可忍，亦不可强尿，否则会有病变，切记！

2005年12月29日

性生活十修

《养生方》性生活十修：（1）既养肾气，维护精气；（2）夫妇都有交合兴趣；（3）一定节度；（4）避免过劳过频或劳损；（5）双方掌握性兴奋的恰当时机；（6）互通情曲，叙绸缪，申缱绻；（7）交合轻徐缓动；（8）精力旺盛，勃起方能紧实；（9）夫妇两精互养，齐求长生健乐；（10）事后宜静息，以养神全形。

2005年12月30日

重视阴阳交接之道

《医心方》至理篇引《玉房秘诀》："凡人之所以衰微者，皆伤于阴阳交接之道。若夫女之胜男，犹水之灭火，知行之，如釜鼎能和五味以成羹。能知阴阳之道者成五乐，不知之者，身命将废，何得欢乐，可不慎哉。"又引《玄女经》云："用之失度，男发痈疽，女害月经，百病生长，寿命销亡，能知其道，乐而且强，寿亦增延，色如英华。"

2005年12月31日

阴阳不交　多病而不寿

孙思邈在《千金要方》中说："男不可无女，女不可无男。无女则意动，意动则劳神，神劳则损寿。"葛洪认为："人复不可都绝阴阳，阴阳不交，则坐致壅瘀之病，故幽闭怨旷，多病而不寿也。"又在《抱朴子》中说："阴阳不交伤也"。

要尊重自然规律，切记！

[2006]

周氏养生保健手书集萃

2006年1月1日

可惜者身　最重者精

《素问·金匮真言论》："夫精者，身之本也。"《灵枢·本神篇》指出："生之来，谓之精。"《遵生八笺》"欲多则损精，人可保者命，可惜者身，最重者精。……肾精不固，神气减少，肾精不坚，齿发浮落，若耗散真精不已，疾病随生，死亡遂至。"

2006年1月2日

神盈则神全　神全则身健

《类经卷一》曰："善养生者，必宝其精，神盈则神全，神全则身健，身健则病少，神气坚强，老而益壮，皆本乎精也。"孙思邈引传说中活了八百岁的彭祖说："上士别床，中士异被，服药百裹，不如独卧。色使目盲，声使耳聋，味使口爽，苟能节宣其宜使，抑扬其通塞者，可以增寿。"

精与神，关系密切，牢记！

2006年1月3日

求子之法

孙思邈提出："胎产之道，始求于子，求子之法，男子贵在清心寡欲，以养其精，女子应平心定志以养其血。"明代名医万全认为："男子以精为主，女子以血为主，阳精溢泻而不竭，阴血时下而不愆，阴阳交畅，精血合凝，胚胎结合而生育滋矣。"

2006年1月4日

何谓"七损"

马王堆汉幕帛医书《天下至道谈》：七损指：闭、泄、渴、勿、烦、绝、费。两性交接时，因动作粗暴过快而产生疼痛，致病伤五脏为闭（内闭）；交合时汗出伤津为泄（外泄）；频繁交接，可使阴精竭尽为渴（竭）；虽有性欲，但阳萎而勉强交合，更易引起痿废为勿；交合时心中烦乱不安，为烦；一方并无要求而对方强行交合，引起内伤衰竭之病为绝；没有爱抚准备的急促或粗暴的交合，可导致精气耗损为费。此七损，有损健康。

何谓“八益”

八益是指：治气、致沫、智（知）时、畜（蓄）气、和沫、窃气、寺（待）赢、定顷。是为保健法，即吞咽津液，使阴精之气通达下部，为致沫；掌握交接的适宜时机，“神和意感良久”方才交合为知时；交接时利用收缩肛门导气下行的方法，蓄积阴精之气为蓄气；交接时“勿亟勿速，出入和治”，“但当从容安徐，以和为贵”，为和沫；性交射精后，阴茎尚勃起时，即抽出停止性交，古人也称为“生返”，此为窃气；维持气血充盈，安静地休息，以待精力的恢复为寺赢；安神定气，使阴器不致倾萎，强调在阴茎尚未萎软，速离去为定顷。

2006年1月6日

咽津保健法

内经《刺法论》（遗篇）：“肾有久病者，可以寅时面向南，净神不乱思，闭气不息七遍，以引颈咽气顺之如咽甚硬物，如此七遍后，饵舌下津令无数。”

咽津可不受限制地咽，有益而无害，实为人体之重要营养液，乃人体需要之仙丹妙药也。

世界卫生组织公布的最佳食品榜

来源：《健康时报》、《羊城晚报》2006年1月3日

最佳水果：依次是木瓜、草莓、桔子、柑子、猕猴桃、芒果、杏、柿子、西瓜。

最佳蔬菜：红薯既含维生素又抗瘤，芦笋、卷心菜、花椰菜、芹菜、茄子、甜菜、胡萝卜、荠菜、苤蓝菜、金针菇、雪里红、大白菜。

最佳肉食：鹅鸭肉有益心脏，鸡肉蛋白质最佳。

最佳脑食品：菠菜、韭菜、南瓜、葱、椰菜、菜椒、豌豆、蕃茄、胡萝卜、蒜苗、芹菜、核桃、花生、开心果、腰果、松子、杏仁、大豆、糙米饭、猪肝。

最佳汤：鸡汤。

最佳油：玉米油、米糠油、麻油。

老子论气功

老子在《道德经》中说："虚其心，实其腹。绵绵若存，用之不勤。致虚极，守静笃。专气致柔，能婴儿乎。"言简意深，实为气功之源头，气功乃本此而来，讲述了静功、胎息功、龟息功之原理，即致虚极，守静笃是也。婴儿在母体能生存，回归本原何其难乎？取其意而已。

2006年1月9日

气功治病四法

明代医生陈继儒在《养生肤语》中说："却病之本，有行功一法，虚病宜存想收敛，固密心志，内守之功以补之；实病宜按摩导引，吸努掐摄，外发之功以散之；凡热病宜吐故纳新，口出鼻入以凉之；冷病以存想闭息，用意生火以温之。此四法可为治病之捷径，胜服草木金石之药远矣。"

气功是以心、肺等内药治病之法，要突出心药心法。

2006年1月10日

气功"胎息法"

胎息源于老子在《道德经》中所说："绵绵若存，用之不勤。"后人袁子凡在《摄生三要》中说："须想其气，出从脐出，入从脐入，调得极细，然后不用口鼻，但以脐呼吸，如在胎胞中，故曰胎息。"

返回胎儿状，可不易了，但以意会而已，不可强求与硬性憋气。

庄子的"踵息法"

庄子提出的练功方法，最好用足跟呼吸，他说："真人呼吸以踵，众人之息以喉"，这是一种踵吸的调息方法。

足后跟并不能呼吸，此处不过以意会、意到而已，足后跟与肾脏及运动系统关系密切，意守足跟有强肾与运动功能，自足有益。

2006年1月12日

气功"吐纳派"

这是以呼吸锻炼为主的一种流派。古代称为吐纳、练气、调气、服气、行气调息，现在一般叫调息，与道教气功关系较大。源出老子《道德经》的"虚其心，实其腹"，"绵绵若存，用之不勤"以及庄子的"吐故纳新"，《内经》的呼吸精气等。

此派很重要，"内练一口气"是也。

2006年1月13日

气功的“纳气派”

按调息方式，可分为纳气派或闭气派及胎气派。纳气派的特点是：以吸气屏气为调息法，具有代表性的是《内经》的“肾有久病者，可以寅时面向南，闭气不息七遍”。南北朝陶弘景在《养性延命录》中的“正身偃卧，闭气不息于心中，数至二百，乃口吐气出之。”现在一般简化为：吸——停——呼法。

2006年1月14日

气功的“吐气派”

吐气派的特点是以延长呼气时间为调息方法。南北朝陶弘景创立了六字诀，在呼气时按口形发出不同的六个字：呵、嘘、呼、呬、吹、嘻，六个清音可分别治心、肝、肺、肾和三焦病变。现在一般简化为：呼——停——吸法。

次序不同于孙思邈所谈，写此供研究。

2006年1月15日

气功的"禅定派"

这是一种以意念存想为主的气功流派，和佛教气功关系极大，又称静坐或坐禅，要求思想内敛，凝心意守，即以静坐为主的功法。为了达到能入静的目的，古人创造了各种各样的方法，有观息法、壁观法、存想法。

2006年1月16日

气功禅定派三法

（1）观息法。包括默念数字的数息法，用耳朵听呼吸的听息法，以及隋代高僧的数、随、止、观、还、静的六妙法门。

（2）壁观法。"达摩以壁观教人以安心，外止诸缘，内心无喘，心如墙壁"，故有达摩面壁十年说。

（3）存想法。唐代马承祯说：要存我之神，想我之身，即"内视"与"返观"，也可想象外景。

要注意自然与放松。

2006年1月17日

气功的“导引派”

导引派是以气功动功和自我按摩为主的一种流派，庄子称“熊经鸟伸”，华陀编成五禽戏，宋代以后，形成了太极拳、易筋经、八段锦和十二段锦等。动作柔缓、意念集中、眼神贯注、呼吸相遂、动中求静、以动为主、动静兼顾。

2006年1月18日

导引派的“静功”

保持一定的姿势，调心为主，调息为辅。排除杂念，宁心入静，一般以坐式为主，又称静坐，达到无思无虑、虚无入定的境界。意守丹田，无思无虑，努力入静，乃是气功中静功的主要要求。

导引派之“松功”

松功，又称放松功，是以放松肌肉和神经两方面的心身锻炼方法。具体功法有“三线放松”“逐步放松”“分段放松”“局部放松”“整体放松”和“倒行放松”。靠练者内在的自我感觉，放松要靠吐气去放松，吸气则不能放松。

用此法可以减轻疲劳，好好休息。

2006年1月20日

喝酒要当“君子”

《安徽老年报》2006年1月20日：洪昭光说：“酒是一把双刃剑，少量喝酒可预防动脉硬化，并能提高高密度脂蛋白，延长寿命。”少量喝酒即酒中含15～30克酒清，对身体最好。

少量喝酒，人是“君子”。第二杯酒使人变成“孔雀”，酒精达到40毫克。酒精达到80毫克，人会变“狮子”，目中无人。酒精达到120毫克，人就变成“猴子”。酒精达到160～200毫克，人就变成“蠢猪”了。

要正确利用双刃剑，好好保健。

看喜剧片可健身

《参考消息》2006年1月19日载：法新社电：看喜剧电影会使血液加速流向心脏，但看悲剧电影却会使血流速度减慢。看喜剧电影相当于做一场有氧运动，或是服用一个疗程的降低胆固醇药物。咯咯发笑会刺激某些特定激素的分泌，可能会对血管内皮产生有益的影响。

注意：要经常保持欢愉情绪。

2006年1月22日

导引派之“内养功”

这是以停顿腹式呼吸为特点的静功，以卧式为多，亦可取坐式。吸——停——呼，默念“自己静”三字，吸气舌抵上颚，默念“自”字，停顿默念“己”字，呼气舌尖放下，默念“静”字，或念“我松静”，意守下丹田，放松在呼气时进行。

关键在于静与松，自然而和谐。

导引派之“真气运行法”

属于调息和调心相结合的静功类。特点是意念随呼气从丹田趋向心窝部，练功得法感心窝部有温热感，然后意守丹田，到丹田发热后，即可打通任督脉，即小周天。本功法对神经衰弱、失眠、体质虚弱等多种慢性病，较为适宜。

先意守心脏，后意守丹田。

2006年1月24日

导引派之“保健功”

不同于静功与动功，但可归入动功的局部功法，如擦面、叩齿、鸣天鼓、揉肩、揉腹、搓腰、擦丹田、擦涌泉、耳功（耳廓按捏）目功（运目弹睛），以及拍打经络等。

贵在坚持、自有灵效。

2006年1月25日

导引派之“站桩功”

站桩姿势按体质强弱分高位、中位和低位。高位时，两下肢距离较近，与肩宽，两手上举过肩；中位时，两下肢距离略大于肩宽，两上肢在胸腹部呈抱球状；低位时，两下肢尽量分开，类似骑马，两手在胯间两侧。上松下紧，力求意与气相结合，注意自然和谐，心静意宁。

2006年1月26日

导引派之“鹤翔庄功”

模仿仙鹤飞翔的各种姿势，故名。动功分为五节，即通六合双回气、柱地通天、鹤首龙头气通关、仙鹤点水、混元归一。每节又分6～9个小动作。呼吸任其自然，动功意念守动作，静功意念守丹田，年老体弱者不宜练，因动作多。

2006年1月27日

导引派之“空劲功”

本功法基于少林寺达摩的“魔掌疗法”，属于近代流行的动静结合功法，分初、中、高三个阶段。本功法的特点是简便易学，不需意守而守，不用入静而静，故不易出偏差，对慢性病，如高血压、肠胃病、神经衰弱、关节炎等有效。

2006年1月28日

导引派之新气功疗法

导引派之新气功疗法，特点是呼吸配合踏步动作，用吸——吸——呼法，两吸一呼，简单易学，不易出偏差，对肿瘤康复与消化道病有一定疗效。

两吸一呼法，可以多吸氧气与增加肺活量，长期坚持，方有效果。

2006年1月29日

导引派之“返还功”

用逆呼吸法，可使睾丸升入腹股沟内，且能升降自如，本功法有动有静，刚柔相济，分主功和辅功两部分：主功架势如站桩；辅功要配意守、调息和松静，适用于年老体弱及慢性病患者。

2006年1月30日

导引派之“减肥健美功”

本功法包括翻浪功、青蛙功和莲花坐功3部分，特点是针对饥饿感，通过练功使之减轻，从而达到自然节食。本功法以坐式为主，配合逆式腹式呼吸，以加强腹部肌肉运动，并应同时控制饮食，多吃水果和蔬菜，一般锻炼一周以后，可见减肥效果。

2006 年 1 月 31 日

气功注意事项

三不：不追求个人名利，不遇事发怒，不独自萌生闷气。
三心：信心、决心、恒心。
三求：快速见效，练功感应，不见异思迁。
心态很重要，心情愉快，不背任何包袱。

2006 年 2 月 1 日

于光远的“喜喜哲学”

2006 年 1 月 5 日《安徽老年报》：于光远，年逾 9 旬，他说：老人要脑勤、手勤、腿也勤，……生活很充实愉快。他的养生手段就是工作，他提出“喜喜哲学”，第一个喜字是动词，第二个喜字是名词，意思是喜欢喜这种感情，经常乐呵呵的，自觉地培养这种乐观情绪。“喜喜哲学”的确是养生要道。

2006年2月2日

"健康之钥"在自己手里

2006年1月5日《安徽老年报》：洪昭光介绍：联合国世界卫生组织的定义，健康由四个因素决定，一是父母遗传占15分；二是环境占17分(社会10分，自然7分)；三是医疗、医院、技术占8分；四是个人生活方式、生活行为占60分。也即是说健康之钥在自己手里。

这个比例是合乎科学道理的，贵在自我保健。

2006年2月3日

美国对老人十大鼓励

2006年1月5日《安徽老年报》：美国对老人的十大鼓励：一多动脑；二多说话；三唱老歌；四多串门；五多动手；六参加体育活动；七多交忘年交；八投身大自然；九实现年轻时的梦；十寻找老伴。

发人深思的十提倡。

2006年2月4日

洪昭光的两句话

2006年1月10日《安徽老年报》载：洪昭光的两句话，第一句是什么都吃，……一个人需要42种营养素，……食物种类多，可以相互补充。第二句话是适可而止，七八分饱即成。老百姓总结的话是管住嘴，迈开腿。

2006年2月5日

冬天多喝紫菜汤

2006年1月10日《安徽老年报》：冬天多喝紫菜汤，冬天空气干燥，寒冷，便秘增多，润治最好食物是紫菜，紫菜含柔软粗纤维，每晚饭前喝紫菜汤，能清理肠道内积留的粘液、积气及腐败物。治便秘，可用紫菜10克，香油、味精适量，每晚饭前半小时煮后温服。

2006年2月6日

起床后喝杯枸杞茶

2006年1月10日《安徽老年报》：无论是何种原因熬夜，起床后喝杯枸杞茶，有补气养身之效。枸杞一小把，红枣3～4枚放入水杯中，以开水冲泡服用或煮用，吃枣喝汤，吞下枸杞子。

2006年2月7日

烧菜中的保钙技术

2006年1月10日《安徽老年报》：烧菜的保钙技术：（1）烹调荤菜常用醋；（2）豆腐与鱼同烧；（3）西红柿炒鸡蛋；（4）雪里红炒黄豆；（5）菠菜、苋菜烫后去水炒；（6）大米浸泡后煮，多吃发酵面食；（7）黄豆发芽后食用。

玉米是长寿粮

《安庆电视报》2006年1月5日　贵州省清镇市新店镇蜂糖村有一对百岁夫妻，他们在一起生活近90年，丈夫叫杜嬴州102岁，妻子熊发珍103岁，现是五代同堂，老两口一生生活简朴，粗茶淡饭，以玉米饭酸菜汤为主食。

2006年2月9日

补铁蔬果经

《羊城晚报》2006年1月10日　蔬果经：补铁，除红枣、菠菜外，金针菜、龙眼肉、黑豆、红苋菜、南瓜、胡萝卜、葡萄干、花生、杏干、桃干、黑木耳、紫菜、荠菜、黑芝麻、莲藕等，含铁量高。维生素C，可帮助人体对铁吸收，有酸枣、杏、桔子、山楂、西红柿、苦瓜、青柿椒、生菜、青笋等。兼顾补气：黄芪、大枣、粳米、老鸡等。贫血者不要喝茶，牛奶也要避免和含铁食品同用。

2006年2月10日

羊肉吃好赛人参

《羊城晚报》2006年1月10日　羊肉吃好赛人参，女性月经不调，气血两虚，可用羊肉、当归、生姜、黄酒等煮汤用。病后或产后，气血两虚，可用羊肉配以生姜、当归、党参、黄芪熬烂食用。身体怕冷，大便溏薄，用羊肉与淮山药同煮食用。肾虚腰膝冷痛，用羊肉大蒜同煮食。脾胃虚弱，消化不良，用羊肉与高粱米煮粥食用。阴虚遗尿，小便多，用羊肉、鱼鳔、黄芪煎汤服用。

2006年2月11日

笑能激发人体基因

《参考消息》2006年1月13日　70岁的基因学家、日本的村上和雄：实验证明基因处于休眠状态，或者没有积极制造蛋白质，通过某种形式的刺激，可以把它们唤醒，笑就是其中一种刺激。通过实验，笑能激活人体基因，使血糖患者的血糖指标降低。人体至少有23种能被激活的基因。

笑也是保健良药。

2006 年 2 月 12 日

合理的膳食结构

《安徽老年报》，2006 年 1 月 15 日　洪昭光向联合国提出 21 世纪合理的膳食结构：一荤一素一菇。菇指蘑菇、香菇、金针菇、树菇、黑木耳或海带。人应以素食为主，适当吃肉，荤菜保证摄入动物蛋白和高级营养；素菜保证摄入纤维、矿物质、维生素。菇类作用有三：一是使胆固醇下降，血液黏度下降，减少动脉硬化；二是含有香菇多糖，提高免疫力，降低癌症发生率；三是抗氧化，衰老变慢，老年痴呆减少。儿童喝牛奶，骨骼密度大，个子高，皮肤好；老人喝牛奶，动脉硬化慢，高血压发病低。

2006 年 2 月 13 日

醒后闭目养神三分钟

《安徽老年报》2006 年 1 月 15 日　如果你患高血压、心脏病，切记当你醒来时，头千万不要晃动，身体要保持原来的姿势，闭目养神 3 分钟再起来，有助于防中风与晕厥摔倒。

此为经验之谈，值得重视。人要服老，动作迟缓，是老之自然之态也。

2006年2月14日

老年要防骨质疏松症

《安徽老年报》2006年1月15日　嗜烟酒，喝浓茶，易得骨质疏松症。酒损伤胃肠粘膜，影响吸收，对肝肾不利；吸烟有害肝肾，浓茶也有导致负钙平衡作用。老年人要防骨质疏松症，应戒烟酒，同时少饮浓茶。

戒烟、酒与少饮浓茶，也是保健要道。

2006年2月15日

食鱼补脑

《参考消息》2006年2月15日　食鱼补脑，因为鱼含有ω（欧米伽）3脂肪酸。哈佛大学对135位母亲及其婴儿的观察，在妊娠期吃鱼越多，婴儿越聪明，但要注意莫吃鲨鱼、剑鱼和其它含水量汞量高的鱼类。老年人每周至少吃一次鱼，思维能力衰退要慢10%。建议每周至少吃两次鱼，鱼能改善大脑机能，有益大脑。

◀ ◀ ◀ 2006年2月16日

精神疾病与“垃圾食品”有关

《参考消息》2006年1月18日　《英国卫报》:“精神疾病都跟‘垃圾食品’及工业化饮食，缺乏必要的脂肪、维生素和矿物质密切相关。”“食品能对精神健康和行为，产生直接和持久的影响……。不改变我们农业和渔业的作业方式，我们就失去防止这种跟饮食有关的疾病的手段。”

食品安全是民生重要问题，这是全社会要解决的重大课题。

◀ ◀ ◀ 2006年2月17日

健康快乐面前人人平等

《安徽老年报》2006年2月15日　在压力面前如何保持快乐的心境?洪昭光说:“人生于世，财富、地位不可能人人平等，但在健康、快乐面前却是人人平等的。”……只要保持快乐心态，快乐就无时不在，无处不在，人要活得轻松。经济学家马寅初，虽遭冤案，却若无其事，他写道:宠辱不惊，闲看庭前花开花落;去留无意，漫观天外云卷云舒。最后活到102岁，马老100岁时，胡耀邦亲自为他平反。

2006年2月18日

冬天易中毒的五种食物

《新安晚报》2006年1月18日　冬天有5种食物易于中毒：(1) 大棚中培育的蔬菜、水果，因光合作用不能去毒；(2) 腐烂的白菜，因硝酸盐含量太高；(3) 生豆浆，要煮后饮；(4) 发芽的马铃薯；(5) 霉变甘蔗。

饮食安全，是保健要素，要从严从细把好口关。

2006年2月19日

点穴降血糖

四川乐山二兄周冠夫寄剪报资料：我是糖尿病患者，采用点穴按摩一个多月后，空腹血糖5.5～6之间，餐后血糖在7～8之间。

京门穴和地机穴分别是肾的"募"穴（属胆经）和脾经的"郄"穴。我每天早晨起来点一次，晚上睡觉前点一次。京门穴位置：在第12肋端下缘，沿最下部肋骨找出其末端，约在身前腹侧，腰部的略上方，有一个凹处便是。

地机穴位置：在小腿内侧膝盖皱褶阴陵泉穴下3寸，胫骨后缘，点穴时会觉得特别痛便是。压穴时间不限，越长越好，但要经常检查，以免低血糖。

2006年2月20日

长寿灸法

临床取关元与双足三里穴，灸足三里取坐位，将穴位上抹些凡士林，艾绒做成麦粒大小的艾炷，底盘稍大能粘住，艾绒烧尽为一壮（不等艾火烧到皮肤，当感到烫时即用镊子将艾炷夹去或压灭），一次可灸3～5壮，10次为1疗程，停灸10天，再灸第二个疗程。灸关元穴取卧位。

此两穴为人体强壮穴，亦可考虑取指压法，时间可以长一些，疗程也可长一些。

2006年2月21日

压穴戒烟

（1）按压甜美穴，阳溪与列缺穴之间，即手腕之前侧，可压痛取穴，取双侧。

（2）揉百会、印堂、内关、列缺、合谷、足三里穴，取双侧。

（3）取双侧耳穴，用牙签圆头压：口、气管、肺、神门、皮质下，烟瘾发作时可随时压。

要有信心与毅力，坚持下去，就是成功。

压穴减肥

(1) 双侧耳穴埋菜籽。取穴：口、食道、胃、饥点、耳中、神门，每天捏穴1～2次，注意莫把菜籽捏碎，7天后，换菜籽。1个月为1疗程，可压3～5个疗程。

(2) 进食前与饥饿感时压双足三里穴，降低食欲，消除饥饿，配合节食。

2006年2月23日

洪昭光论减肥要诀

《安徽老年报》2006年1月25日　洪昭光说："英国有谚语，腰带越长，寿命越短，心跳越快，死得越快。"要想减肥，大家不妨记住两句话：饭前喝汤，苗条健康；饭后喝汤，越喝越胖。也可控制三餐，早饭吃五分之二，中午吃五分之二，晚餐吃五分之一。这样身体自然瘦，不会反弹。

2006年2月24日

"密码"与"至宝"

《黄帝内经·素问序》（王冰撰）：孔安国序《尚书》曰：伏羲、神农、黄帝之书，谓之三坟，言大道也。伏羲讲八卦，神农讲草药，而内经则讲内药，应是宇宙之密码，人生之至宝也。我要集中精力研究内经，只求少而精，细嚼而慢咽，吸收精华，充实自己。保护与发展自己，保护是第一性的。

2006年2月25日

至道之宗 奉生之始

《黄帝内经·素问序》（王冰撰）：班固《汉书·艺文志》曰：《黄帝内经》十八卷，《素问》即其经之九卷也，……今之奉行，惟八卷尔。然而其文简，其意博，其理奥，其趣深。天地之象分，阴阳之候列，变化之由表，死生之兆彰，不谋而遐迩自同，勿约而幽明斯契。稽其言有微，验之事不忒，诚可谓至道之宗，奉生之始矣。

评价之高，只有此书当得，决非妄言也。

刻意研精　探微索隐

《黄帝内经·素问序》（王冰撰）：假若天机迅发，妙识玄通，蒇谋虽属乎生知，标格亦资乎诂训，未尝有行不由迳，出不由户者也。然刻意研精，探微索隐，或识契真要，则目牛无全，故动则有成，犹鬼神幽赞，而命世奇杰，时时间出焉。

功到自然成，自当成为“命世奇杰”，要相信自己，自立自强。

2006年2月27日

葡萄酒含抗衰老成分

《参考消息》2006年2月27日　美国《新科学家》周刊2月11日文章，葡萄酒的抗衰老成分再次证实有效，其中含白藜芦醇是已知能延年益寿的物质，已在动物实验中得到证明。它能保护线粒体（细胞的能量源泉）中的脱氧核糖核酸，免遭化学损害而延缓衰老。……进而防止细胞和组织逐渐耗尽能量和退化。

注意保持少量，不要以此做为酗酒之借口。

2006年2月28日

美妙而准确的预言

《黄帝内经·素问序》（王冰撰）：有如列宿高悬，奎张不乱，深泉净滢，鳞介咸分。君臣无夭枉之期，夷夏有延龄之望，俾工徒勿误，学者惟明，至道流行，徽音累属，千载之后，方知大圣之慈惠无穷。时大唐宝应元年岁次壬寅序

多么美好而准确的预言，今天之《内经》，实属慈惠无穷。

2006年3月1日

法为纲　和为宝

《内经·上古天真论》："其知道者，法于阴阳，和于术数。"其视阴阳为法，是十分重要的，这个观念是读懂此篇要点。阴阳是人间大道、人生大道、宇宙大道，是健康之总纲，中医之总纲。保持阴阳相对平衡，是世间最大学问，重中之重。既要全面理解，也要深入钻研，要点是以法为纲。尤其是指科技，讲技术也是养生之道，而和字是其关键，和以养生与保健，好好体会与运用这个和字。法为纲，和为宝，应是这段文字之纲。

2006 年 3 月 2 日

十句六字箴言

此生有所作为，无畏无悔，总结与归纳十句六字箴言：

知识就是力量，
懂医乃识健康，
“医盲”即为“癌症”，
健康就是幸福，
奉献就是成功，
无私天地最宽，
无畏至高妙药，
信心成功之桥，
乐观长寿之源，
保健防老之盾。

2006 年 3 月 3 日

“森林浴”确实有利健康

《参考消息》2006 年 3 月 1 日　中央社东京 2 月 28 日电：森林综合研究所的生理活性组组长宫崎良文，将 12 名男学生分成 2 个班，一班到森林散步与休息，另一班分到都市地区。翌日，则将两班互调，然后比较他们的心跳、脉搏、唾液、血压等，发现森林使人的交感神经特别旺盛，唾液中压力的激素浓度减少了，证明森林具有“森林浴”的良好效果，增强免疫力，也可防癌。

虫、鸟、树种类多的自然森林，作用更好。

2006年3月4日

鱼和豆腐一起吃最补钙

《安庆电视报》2006年2月23日　鱼和豆腐各有特点：鱼蛋白质含量高达17.3%，磷、钙、铁、脂肪、维生素等含量也丰富。豆腐具有益气补虚功能，每100克豆腐含钙为140毫克到160毫克。两者搭配，不但可以取长补短，互为补充，便于人体吸收，且鱼中的维生素D具有一定的生物活性，可将人体对钙的吸收率提高20多倍。可防骨质疏松和佝偻病，还可降低胆固醇，有助于防冠心病和脑梗塞，对女性还有养颜作用。

2006年3月5日

乐观＝长寿

《参考消息》2006年3月1日　路透社美国芝加哥2月28日电题：想要长寿？保持乐观心态吧！27日公布的一项研究指出，乐观态度对心脏有益。……一项为期15年的跟踪调查发现，在545名64～84岁的荷兰男性中，最乐观的人，因心血管疾病死亡的风险较常人低50%左右。

保持乐观心态有益健康，可降低因各种因素死亡的危险，乐观的心理对因动脉狭窄引发心脏病的患者也有益处。

2006年3月6日

保护心脏等于保护大脑

《参考消息》2006年3月5日　路透社纽约3月3日电题：有益于心脏的因素，也会有益于日益衰老的大脑。认知能力指的是一个人学习、思考和记忆的能力，……通常会随着年龄的增长而衰退。……高血压与认识能力低下之间存在联系，……糖尿病和体重超重，是导致老年人认知能力下降的因素。……凡对于心脏有利的做法，……可能都有助于精神健康。

这是外国人承认心脏对大脑之影响，保护心脏也是保护大脑。

2006年3月7日

燕麦改善男性性功能

《羊城晚报》2006年2月27日载：新华社今日专电，新加坡一项研究显示，食用燕麦有助于缓解男性性功能碍障症状。研究人员先是让一些中年男子食用燕麦制的天然植物保健品，四周后发现，那些男子体内的游离睾丸素上升了27%，先前睾丸素水平越低的人，效果越好。对提高女性性欲，也有帮助。虽有药用，只宜适量服用。

搓耳保健法

《羊城晚报》2006 年 3 月 4 日　养生学家说："五脏六腑，十二经脉有络于耳。"一位 55 岁读者推荐搓耳保健法：(1) 搓耳：先将两手搓热，双手轻轻地握住双耳廓，先从前向后搓 49 次，再从后向前搓 49 次，每日早晚各 1 次；(2) 捏持耳垂：运用拇指、食指轻巧而有节奏捏压耳垂的正中区域，每日 2～3 次，每次 1 分钟。能添目神采，嫩面容颜。

丈夫苦守 30 年 唤醒植物人妻子

《安徽老年报》2006 年 3 月 5 日　湖北省黄石市西塞山区东风路社区的一对患难夫妻，丈夫叫陈绪林，妻子叫赵桂华。1975 年 12 月 23 日，妻子重伤两次手术而成植物人，丈夫精心护理，试着用注射器和胶管，将牛奶、蛋花等，通过口腔注射到胃里，天天为妻子按摩与讲话，到 2005 年 8 月 30 日，妻子终于从昏迷状态中醒来。人们认为这是世界奇迹，真情是仙丹，此例可证。

2006年3月10日

洪昭光的健康八字歌

《安徽老年报》2006年2月5日　“日行八千步，夜眠八小时，三餐八分饱，一天八杯水，养心八珍汤，健体八段锦，米寿八十八，茶龄百零八。”

睡8小时寿长，少睡1小时死亡率升高9%，少睡2小时升高18%，少睡3小时升高27%。8杯水能保持小便1500毫升。

2006年3月11日

养生保健之总纲

《黄帝内经·素问·上古天真论》：“食饮有节，起居有常，不妄作劳，故能形与神俱，而尽终其天年。”其要点在“节、常、不妄”四字。食饮有节，食在首位，其次是饮，倡导一个“节”字；起是白天的活动，是首位，居是指晚上的睡眠，倡导一个“常”字；劳是应该有的，要倡导“不妄”，即是不要过度疲劳，其最终目的是形与神俱。加上“法于阴阳，和于术数”，是养生保健之总纲。

乐观是超级保健良药

《安徽老年报》2006年2月10日　洪昭光说：药疗不如食疗，食疗不如心疗，有好心情才有好身体。……好心是爱心、善心、真心。爱心使人健康，善心使人美丽，真心使人快乐。好情是友情、亲情、爱情，友情使人宽容，亲情使人温馨，爱情使人幸福。有三心与三情，就有好心情，心灵高尚，心理就会平衡、生理就稳定；生理一稳定，病理不发生，即使发生了，也恢复得快。洪昭光说：抗癌明星的经验，第一是乐观。

2006年3月13日

理想的减肥抗癌食品山芋

《羊城晚报》2006年2月9日　山芋在日本名列20种防癌蔬菜之首，美国宇航局将它列为宇航员必备食品。

山芋是一种理想的减肥食品，热值只有大米的三分之一，含有防止糖类转化为脂肪的活性物质，还具有丰富的不被消化酶溶解的纤维素和果胶物质。熟山芋抑癌率98.7％，生山芋为94.4％，另含有镁、磷、钙等矿物元素、维生素和亚油酸，能防止动脉硬化。

2006年3月14日

盐的医疗妙用

《安庆电视报》2006年2月9日　(1) 用盐水洗冻疮可止痒；(2) 早晨喝杯淡盐水通畅大便；(3) 盐水搽烫伤减痛；(4) 洗澡放点盐治皮肤病；(5) 晨用淡盐水漱口，洁口腔，防口臭，防牙龈炎、牙周炎；(6) 盐末点治，治嗓不适；(7) 用淡盐水或绿茶、菊花洗眼，治急性结膜炎；(8) 用盐和辣椒、茄根洗脚治脚气病，亦可治脚冻疮；(9) 盐汤泡脚，炒盐熨贴腰背，对风湿病有止痛作用。

2006年3月15日

德全不危

《黄帝内经·素问·上古天真论》：虚邪贼风，避之有时，恬淡虚无，真气从之，精神内守，病安从来？是以志闲而少欲，心安而不惧，形劳而不倦，气从以顺，各从其欲。……是以嗜欲不能劳其目，淫邪不能惑其心，愚智贤不肖不惧于物。故合乎道，所以能年皆度百岁而动作不衰者，以其德全不危也。

德全不危，乃健康之真谛，只有做好人，才能治好病。

无汗运动好处多

《参考消息》2006年2月19日　运动不宜出汗，不出汗的锻炼能帮助降低患中风、糖尿病、痴呆、骨折、乳腺癌和结肠癌的危险，减慢衰老。可以分段进行，每天3次10分钟的步行，同每天1次30分钟的步行，在降低胆固醇和缓解紧张方面，有着相同的效果。要在最大程度上获得健康，你必须进行有氧锻炼，最重要的是你要动起来。种种小变化，会带来理想效果。

注意，有氧与无汗是关键。

2006年3月17日

胡锦涛主席提出“八荣八耻”

《人民日报》2006年3月7日　胡锦涛同志强调，要引导广大干部群众特别是青少年树立社会主义荣辱观，坚持以热爱祖国为荣，以危害祖国为耻；以服务人民为荣，以背离人民为耻；以崇尚科学为荣，以愚昧无知为耻；以辛勤劳动为荣，以好逸恶劳为耻；以团结互助为荣，以损人利己为耻；以诚实守信为荣，以见利忘义为耻；以遵纪守法为荣，以违法乱纪为耻；以艰苦奋斗为荣，以骄奢淫逸为耻。

无病是最好的滋补与强壮

《参考消息》2006年2月19日　意大利16世纪的科尔纳罗，36岁患糖尿病，他用饮食疗法活到83岁。他的饮食理论是：不在于吃什么，而在于吃多少，并且只吃适合的东西。他一天摄入1500千卡热量，早餐牛奶泡面包，午餐蛋花肉汤，晚餐一小片山羊肉或小牛肉，再来点蔬菜，每天喝两杯葡萄酒。形成习惯是人的本能，控制已形成的习惯。

在食疗上，无病与安全是第一性的，滋补与强壮是第二性的。

2006年3月19日

五色蔬菜汤养生保健康

《安庆广播电视报》2006年3月9日　五色蔬菜汤原料：白萝卜四分之一根，白萝卜叶四分之一，胡萝卜二分之一，大牛蒡四分之一，香菇一枚。将蔬菜连皮切成大块，加入菜量3倍的水，煮沸后，以小火煮一小时，煮好后放入玻璃瓶，即可饮用。冷却后可放入冰箱保存。以3天内喝完为好。

此汤符合中医五行调和学说，有防癌抗癌健体作用。此汤源于日本，并在民间流传开来，确有药用价值。

2006年3月20日

最简便的防癌措施

《安庆广播电视报》2006年3月16日　保证睡眠质量乃防癌首要因素：(1) 常欢笑，笑能杀伤癌细胞的活性物质；(2) 少吃点，不过量；(3) 不偏食，要多样化；(4) 慢慢嚼，唾液可杀死致癌物质；(5) 少饮酒，不饮烈性酒；(6) 不吸烟，要多呼吸新鲜空气，不被动吸烟；(7) 避暴晒，过多日光会诱发皮肤癌；(8) 常运动，注意做不流汗的运动。

2006年3月21日

养得一生一世拙

四川熙兄寄来明代高濂《养心歌》：得岁月，延岁月，得欢悦，且欢悦，万事乘除总在天，何必愁肠千万结。放心宽，莫胆窄，古今兴废言可彻。金谷繁华眼里尘，淮阴事业锋头血，陶潜篱畔菊花黄，范蠡湖边芦花白。时来顽铁有光辉，运去良金无艳色，逍遥且学圣贤心，到此方知滋味别，粗茶淡饭是家常，养得一生一世拙。

2006年3月22日

由“植物人”到“武术金牌”得主

《羊城晚报》2006年2月21日　吉林驻军营职干部张万贵妻子徐丽华，36岁时，大脑被砸伤，成为植物人，张自学针灸按摩为妻治病。1978年末妻子苏醒，从此，他帮她恢复行动与说话能力，教她练太极拳。1980年，她学会太极拳，成为长春市武协委员，太极拳教练员，省太极协会副秘书长，国家一级社会体育指导员，国家武术协会会员，并被编入《中华武术大典太极人物志》。2005年1月8日，第21届中国哈尔滨国际冰雪节，三精杯国际太极拳邀请赛中，她获得金牌，并成为国际奥委会批准的中国56名火炬手中年龄最大的一员。

2006年3月23日

男女各需要的五种食品

《安庆电视报》2006年2月23日　男人需要以下食品：(1) 牡蛎，牡蛎含锌，是男人生殖系统最为重要的物质；(2) 番茄，可防前列腺癌变，要与含脂肪食物同食；(3) 花生酱，可防男性得心脏病；(4) 卷心菜，可防膀胱癌；(5) 西瓜，可防男性高血压。

女人需要下列食品：(1) 番木瓜，维生素C丰富，防胆囊病；(2) 亚麻子，可防乳腺癌；(3) 豆腐，改善妇女更年期症状；(4) 牛肉，女人月经易贫血，牛肉含铁补血；(5) 甘蓝叶，帮妇女防骨质疏松。

2006年3月24日

真人之要诀：独立守神

《黄帝内经·素问·上古天真论》：上古有真人者，提挈天地，把握阴阳，呼吸精气，独立守神，肌肉若一，故能寿敝天地，无有终时，此其道生。

不可绝对化地理解真人，世界并无神仙。其中要诀是独立守神。人之独立何其艰难，但必须努力实现。人不可为物为境为人之奴仆，而必须为自己之主人，方能守神，方能提挈天地，把握阴阳，呼吸精气，肌肉若一，能理解此意，自会一通百通。

2006年3月25日

吃苹果可瘦身

《参考消息》2006年3月24日　据日本《朝日新闻》3月22日报道，从苹果中提取的“苹果多酚”，可以有效地抑制血液中中性脂肪的增加，这是近日朝日啤酒公司对人体进行临床试验后首次确认的结论。

摄取约3个苹果之多酚而后进食的人，比直接进食的人血液中的中性脂肪减少了约20%。

乌龙茶也有与苹果相同作用。

2006年3月26日

至人之要诀：淳德全道

《黄帝内经·素问·上古天真论》：中古之时，有至人者，淳德全道，和于阴阳，调于四时，去世离俗，积精全神，游行天地之间……

其要诀在于淳德全道。淳德是淳朴深厚之德，有此德方能全道。德是第一性的，是主导地位的，是笃定不移的，道即在其中。此外，要重视积精全神，此四字是自我保护之道，积精方能全神，全神自然康泰与平安。

2006年3月27日

圣人之要诀：以恬愉为务

《黄帝内经·素问·上古天真论》：其次有圣人者，处天地之和，从八风之理，适嗜欲，于世俗之间，无恚嗔之心，行不欲离于世，被服章，举不欲观于俗，外不劳形于事，内无思想之患，以恬愉为务，以自得为功，形体不敝，精神不散，亦可以百数。

恬愉为务，自得为功，是此中要旨。何谓成功？自得即是成功，奉献即是成功，掌握真理乃是自得，真理在乎自然恬愉，自然最快乐，最幸福，最平安，最伟大，以至于不朽，永葆青春。

2006年3月28日

贤人之要诀：合同于道

《黄帝内经·素问·上古天真论》：其次有贤人者，法则天地，象似日月，辨别星辰，逆从阴阳，分别四时，将从上古，合同于道。

贤人之要诀是合同于道，道即真理。行为要合乎真理，坚持真理，发现真理与发展真理。重视辨与分字，要辨别真理与谬误，分清是非，以天地、日月、星辰为师，以阴阳平衡为纲，道法自然。

2006年3月29日

赠广州医生祝培伦先生

（1）要坚决实现3个为主，即“内药为主”、“心药为主”、“食疗为主”；打破两个怪圈，即“外药为主”“唯外药论”的怪圈。

（2）精、气、神是人体“三宝”，心、肝、脾、肺、肾、皮质下、脑点、脑干、枕，是人体“九贝”。“三宝”、“九贝”就是人体的“宝贝”，人是世界“无价宝”，人体“宝贝”是“宝中之宝”，利用“宝中宝”，无病治不了，癌症不可怕，最怕是“医盲”。

（3）人类在捧着金饭碗要饭，可怜！可悲！可叹！可惜！只有以“人体药库学”为主流的中医学，才能拯救人类于病痛之中。

2006年3月30日

人类知识的最大缺憾：不懂生命之学第一性

世界知识千门百类，实则只有两门：一是保护自己，二是发展自己。保护自己则是第一位的。惜人类不懂，伟人、名人、权威也不懂，此乃最大缺憾。千古悲剧，由此而生。

中国的医学是保护自己，儒学是发展自己。重儒而轻医，儒医分家而为千古之憾，形成“医盲”泛滥，不识中医，更不识人体即是伟大而丰富的取之不尽、用之不竭的药库，就捧着金碗要饭，可怜！可叹！可悲！可惜！问苍茫大地，谁主沉浮？谁来解救人类于病痛之中呢？

2006年3月31日

不懂“三个为主”就是中医门外汉

“以内药为主”、“内药中以心药为主”、“以食疗为主”，这3个为主，是中医之精髓，中医之真谛，中医之大道。不懂此理，就是不懂中医，称之为“门外汉”，毫不为过。

“内药是根据，外药是条件，外药通过内药而起作用”，故内药为主是笃定不移的。心为人体之帝，得人心者得健康，解决好心药问题，病就好了一半。脾土为后无之本，健康从口入，故食疗应有为主地位。惜哉！今日之中医现状，既是中医医盲当政，而绝大多数中医又不得其门而入，何其不幸，何其可惜！可叹！路漫漫其修远兮，吾将上下而求索……

2006年4月1日

坚决打破“外药为主”、“唯外药论”怪圈

倡导“内药、心药、食疗”为主，就要坚决打破“外药为主”与“唯外药论”怪圈。此怪圈一是本末倒置，疗效欠佳；二是真假难辨，伪药盛行；三是药费高昂，不堪重负；四是疾病抗药性增强，为之棘手。一家有个慢性病，便倾家荡产；一单位有几个慢性病，便单位破产。疾病之汪洋大海，陷人民于水深火热之中，中国如此，世界如此，悲剧无数，奈何！奈何！

人之生命本是世间“无价宝”，岂可葬送于荒谬，不破“怪圈”就无法自救，充分利用你身上的内药宝库，你才是自己最好的医生，要把自己的命运牢牢掌握在自己的手中。

2006年4月2日

儒医分家　千古之憾

古代重儒而轻医，自孔子始，便儒医分家，一则形成医盲当政的一统天下，二则对人民实行封锁，中医进入神秘之殿堂，脱离人民与实践，形

成“医盲”之茫茫大海，这是千古以来悲剧的根源，可谓千古之憾。多少天才、伟人、名人、专家、权威、都短命而逝，人民处于疾病折磨，毫无抵抗能力的水深火热之中。人的生命是世间无价之宝，却被交到病魔与庸医手中，人们不能掌握自己的命运。可叹！可悲！教育必须与中医相结合，才能杜绝医盲之源。

2006 年 4 月 3 日

“医盲”比癌症更可怕

“医盲”之苦海茫茫，酿悲剧无数。“医盲”本身即是一大悲剧，一是盲目自杀而弗知，皇帝三千佳丽，不过是“软刀”割肉，大亨包二奶享乐，是吸髓之“母大虫”而已。所谓的享福，实是“炼狱”；所说的“口福”，乃是“口祸”，自掘坟墓，埋葬自己。二是对疾病与死神，毫无自卫能力。三是不仅害己，也祸及与拖累亲人。他们把最宝贵的生命，交到疾病、死神、庸医手中，有如砧上肉，听任宰割，生糊糊涂涂，死亦糊糊涂涂，这不是千古悲剧，又能是什么呢?!

2006 年 4 月 4 日

坚定树立“人体大药库”思想

古人提出的“经络学”是中医所独有的伟大发明，我则进一步提出：“人体大药库”观，敢称为大，其特征为：一是与生俱来，生下即有。二是含量丰富，随用随生，永不枯竭，越用越丰富，得心应手。三是如能由自发变自觉，妙用无穷，神奇无比。四是心药为主宰，其功甚伟，用途巨大。五是死时药库消失，因外药需通过人体内药方能发挥作用，故世间无起死回生之仙丹。

人体有精、气、神三宝，又有心、肝、脾、肺、肾、皮质下、脑点、脑干、枕等九贝。这 9 个宝贝就是人体内药之源，体外之宝是有价的，体内之宝是无价的。

2006 年 4 月 5 日

以心药为主　充分发挥心药作用

心是人体君主，是人体健康之本源。心脏停止跳动，人便死亡；心与肾共同主管大脑，大脑死亡，人便彻底死去。精、气、神，神来源于心，乃是“三宝”之首。为何要以心药为主？一则健康之身体，源于健康之心理，乐观精神可以战胜类似癌症这样的顽症；二则强心之穴位，及心之母肝穴、心之子脾穴，都是人体健康之要穴。所以心药之妙用是无穷的难以估量的。心病还需心药医，虽非心病，但只要心能正确行使君主之权，心肾结合形成强有力的指挥中心，则是无往而不胜的，以心为良药，拜心为良师。

2006年4月6日

食疗也应为主

民以食为天，健康也以食为天，从前我理解不够，现体会甚深。医疗效果会因饮食失当而毁于一旦，亦因饮食适宜，沉疴会霍然而愈。饮食要多样化、杂品化，防单一与偏食。粮为主，菜为副，身体需要就是补品，不需要就是废品，甚至是毒品。不要搞菜海战，更不要特殊化，要吃八分饱，细嚼慢咽，要质量，要水平，享受美食以健康、以适当、适度、以快乐为前提。饮食适当，其益无穷，其乐无穷。

2006年4月7日

认真研究人体生态平衡的理论

在科学发展破坏大自然生态平衡的情况下，研究如何保持人体体内生态平衡便十分突出了。中医对人体生态平衡提出了五行相生与相克论，无生便无生命之活力，无克就无法保持相对平衡，而平衡只能是相对的，不平衡则是绝对的，生是相对的，死是绝对的。人要从“自发”变为“自觉”，从“必然王国”转向“自由王国”，其意义是重大的。要研究人体生态平衡的客观规律，而后依据客观规律去办事，并能充分发挥自己的主观能动性，这样就可以减少疾病而健康长寿。

2006年4月8日

尊重与珍视人体生态相对平衡线

研究人体生态平衡的理论，首先要研究与确立人体生态相对平衡线，这一线高度概括了人体的生态，包括心理、心的君主作用，心肾结合、肺之宰相、肝之大将、脾之人民大众，各得其所，发挥作用。关键却在于心的君主、心肾结合的指挥部作用。在如何达到与保持相对平衡上，要求措施简单、容易、安全、速效、长效、实事求是，不搞形而上学的绝对化，要接受实践、人民、时间的三重考验，从做好人为基础、道德为基础，党与人民、人类的利益为基础，奉献就是成功。记住，要尊重与珍视这一线，这一线是低沉点与高升点产生的根基，也是人体×形平衡法的根基。

2006年4月9日

生态相对平衡线与低沉点高升点

这是一门很深的学问，是人体×形平衡法之根本与灵魂。平衡是相对的，不平衡是绝对的，当一处出现“低沉点”，也即是病变点之后，另一端在相应位置，必然出现“高升点”，只要在“高升点”上施加压力，促使下沉，另一端的“低沉点”必然上升，恢复相对平衡线，其病也就好了。一是其平衡力是神奇的；二是通治各病；三是措施安全，疗效巩固；四是无需用药、打针与扎针；五是作用无穷，方方面面。关键在于准确地找到“低沉点”与“高升点”，尤其是“高升点”，外部好找，内部难寻，故要在内部下功夫。我的×形平衡法，亦可称为“高升点”疗法，懂得找准“高升点”，就懂得了×形法。

2006年4月10日

普通平衡力与神奇平衡力

平衡力就是人体的内药，人之身体强弱决定于普通平衡力，它是不以人的意志为转移的、自发运转的平衡力，不断地自动调节体内各种关系，既相生又相克，保持体内生态相对平衡，故人体若病，也能自动好转，这就是普通平衡力发挥了作用。我们的保健，就要着眼于提高普通平衡力，才能增强抵抗疾病之能力。人体出现“低沉点”，也即是“病变点”，只要找到相应“高升点”，施加压力，促使下沉，就能调动神奇平衡力，治愈疾病于顷刻之间，使人体恢复相对平衡。“高升点”其特点是“隐痛点”，不压不痛，压之特痛，要坚定信念，毕生研究此项绝技。

2006年4月11日

怎样寻觅内脏的“高升点”

“高升点”外部好寻，只要取相对应之点即成，但内脏，反映在外部的“高升点”则难寻。心肺在四肢内侧上部，肺贴近肩部，心在其下；肝胆在四肢中上部，肝在内侧，胆在外侧；脾胃肠在四肢前侧中下部；肾及膀胱在四肢后下侧，水性向下，大体在脚颈部、手颈部。大体有规律，但因人而异，故要压痛取点，要寻到×形四个最痛点去治，注意，是四个“最痛点”，而不是四个“次痛点”，越痛效果越好。要仔细地反复地寻找，决不可粗心大意。

怎样运用“高升点”治病

一是取准“高升点”，不准则白费力气。二是重点进攻，压的时间越长，作用越好，取点少而精。三是贵在坚持，坚持下去，就是胜利。四是要有平常心，保持心态平衡，有信心、决心、恒心、专心，具有大将风度，不急不躁。五是注意防反复与“高升点”转移，要掌握规律，跟踪追击，不容疾病有反复之机。六在治疗过程中，保持愉悦心态，不说废话，不生闷气，不惹是非，专心治病与保健，享受保健之乐，享受健康之福，健康就是幸福。

2006年4月13日

怎样寻找大脑相应“高升点”

大脑相应高升点，可以在两手手背与两脚脚背上去寻找，前头点在大拇指与食指之间，头顶点在食指与中指之间，偏头点在中指与无名指之间，后头点在无名指与小指之间，均在指叉后一寸左右取，可压痛取点，脚穴参考手穴取。手穴头顶点、前头点、偏头点、后头点，也是“高升点”，同样发挥作用，不可轻视与放弃，可以配合起来，发挥综合作用。

关键在于压痛取“最痛点”，只要是“最痛点”，便是重点，是发挥主导作用的“高升点”。

2006 年 4 月 14 日

充分发挥手颈、脚颈作用

从外部来说，手颈、脚颈代表人的颈项，这是人体至关重要的部位，前侧代表前侧，后侧代表后侧，左侧代表左侧，右侧代表右侧。而重点则在前侧与后侧，前侧不仅有咽喉、气管等要害部位，又有甲状腺，后侧代表颈椎，乃是人体总开关。手颈、脚颈不仅贴近肾线，又连结心脏，故应作为治泌尿生殖病之要带，要在这里认真找“高升点”以保健治病。脚颈穴可参考手颈穴取。

2006 年 4 月 15 日

怎样提高普通平衡力

普通平衡力是保健与健康的关键，一是要保持心脏健康，心理相对平衡。要从做好人，讲道德，讲人格，讲风格，讲和谐，讲宽容，讲荣辱观入手，只要心好，便一切都好。二是要注意心肾结合，心不可凌肾，肾不可抗心，以肝为桥，争取体内生态平衡。三是节欲养肾，愉快养肝，劳逸结合。四是多吸清新空气，气功与运动养肺。五是注重食疗，以适应为宜，改变饮食结构，以玉米、杂粮、清淡蔬菜为主，少而精，全而杂，吃八分饱，减轻胃肠负担，不吃零食。要活得开心、放心、舒心、乐心。认清必然，方有自由。

毕生追求人体神奇平衡力

首先要肯定人体神奇平衡力的存在，要坚定此项信念，决心不可动摇。其规律是外部快于内部，信者快于疑者，强者快于弱者，年富快于年迈，儿童快于成年人。×形是其外形，平衡是其内容。内部病可取四个点，外部有时只取一个点，要准要痛，贵在坚持。心境与心情是十分重要的。要相信自己，珍视自己的经验，不断创新，不断进步，抓住重点，抓住关键，注意安全、简单、容易、速效、长效，放手使用大×形法，从繁琐分散中解放出来。

2006年4月17日

放手普遍使用大×形平衡法

领导领人求治颈椎病，教其大×形。两分钟走人，满意而去，以后要普遍这样做。不仅对人，对自己也要放手普遍大胆采用，此为本人平生绝技，要努力发扬光大。主攻疾病，就用大×形，坚定不移地普遍地用，不管大病、小病、急性、慢性、内部、外部，都用它对付。只有这样，才能认清病情，掌握规律，总结经验，解决战斗，取得成功。

你自己要绝对相信，不怕他人不信，最怕自己失去信心，事实与实践是最有说服力的。

2006 年 4 月 18 日

探人体之宝　揭人体之秘

人是世间无价宝，人体之宝藏无数，“外宝”有价，人体之“内宝”无价，惜人们重“外宝”而轻“内宝”。压百会令感冒一次彻底清除，何其神奇乃尔，压涌泉配内劳宫，睡眠质量当即改善，又多么值得欣慰。不应只注意摘句寻幽，应具体研究每个穴位之秘之奇，一生也是研究不完的，但愿顽躯特强，多赢得一些宝贵时间。

百会为天，涌泉为地，神阙为人，要从这“三宝”穴起步。

2006 年 4 月 19 日

取穴一定要少而精

繁琐而分散，是当前我的两个倾向，一定要注意抓重点与关键。要把一般保健，减到最容易，最便于坚持的程度，即具备安全、简单、容易、速效、长效等五个要素。一般内脏病，放手抓四肢大×形，四个“高升点”，要抓关键穴，如糖尿病抓人中、兑端、承浆三要穴，注意保护皮肤。

要活得轻松、开心、愉快、快乐、幸福，就要懂得“奉献就是成功”、“健康就是幸福”、“利他就是快乐”的真理。认识必然，方有自由。人生应是快乐而自由的。

认真研究与发挥神阙穴作用（禁针）

据明代杨继洲《针灸大成》载，神阙穴有7大作用：（1）中风不省人事；（2）腹中虚冷，伤败脏、腑，泄痢不止；（3）水肿腹胀，肠鸣如流水声；（4）腹痛绕脐；（5）小儿奶痢不绝；（6）脱肛；（7）风痫，角弓反张。

足见神阙不仅有振奋精神，而且有修复大脑损伤与健脑作用。可考虑作为脑血管意外与植物人治疗之主穴，因其补益元气，健全腑脏，既可治性功能障碍，又可用之于强壮与葆住青春，延年益寿。亦可考虑作为脾、胃、肠疾病与精神系统疾病治疗要穴，实在是妙不可言。

2006年4月21日

百病皆治的人体第一要穴百会

据《针灸大成》载，百会穴百病皆治，其主治：（1）头风中风，失语，口噤；（2）半身不遂；（3）惊悸健忘，心神恍惚；（4）痎疟；（5）脱肛；（6）风痫，羊角风；（7）胡言乱语；（8）急救；（9）汗出而呕；（10）酒病；（11）感冒；（12）头痛目眩；（13）饮食无味；（14）百病皆治。总体看，百会对脑血管意外急救与后遗症偏瘫作用好，又可治疗神经衰弱与各类神经病，还可治疗脱肛、脾胃病、感冒、头痛，而百病皆治，证明此穴实乃人身第一要穴。因人体三宝，以神为主，此乃益神之第一要穴，故不愧为穴中之王穴。

2006年4月22日

涌泉穴的妙用无穷

百会为天，涌泉为地，是仅次于百会的要穴，《针灸大成》：主尸厥，面黑如炭色，咳吐有血，渴而喘，坐欲起，目昏昏无所见，善恐，心慌如人将捕之，舌干咽肿，上气嗌干，烦心心痛，黄疸，肠澼，股内后廉痛，痿厥，嗜卧，善悲欠，小腹急痛，泄而下重，足胫寒而逆，腰痛，大便难，心中结热，风疹，风痫。心病饥不嗜食，咳嗽身热，喉闭舌急、失音、卒心痛、喉痛，胸肋满闷，头痛目眩，五指端尽痛，足不践地，男子如蛊，女子如娠，妇人无子，转胞不得尿。其作用：一是休克急救；二是吐血、咳喘、目盲；三是咽喉炎；四是心烦心痛；五是肝炎；六是肠炎；七是瘫痪；八是腰、足痛；九是便秘；十是皮肤病；十一是精神病；十二是头痛胸闷；十三腹水水肿；十四妇人无子；十五鼻衄；十六疝气；十七糖尿病；十八霍乱。

涌泉穴是强壮与治病之要穴。

2006年4月23日

集中力量研究手穴

按摩手穴，符合安全、简单、容易、速效、长效标准，先研究传统穴位，再研究新穴，把穴位研究全面透彻之后，再安排手穴治病表。这是一项艰苦而细致的工作，一定要努力去完成。手穴乃人体之帝穴，我在为乞丐针刺中，差点酿大祸，因祸得福，便有了×形法的问世。今天我要把精力集中到手穴研究之上，使自己成为这方面的“行家”、“里手”，甚至是“专家”，写出专用手穴治病篇章，以惠及天下病人，这是一项非常有意义的工作，毕生一定要实现此目标。

2006年4月24日

消炎止痛要穴合谷穴（大肠经）

《针灸大成》：合谷主伤寒大渴，脉浮在表，发热恶寒，头痛脊强，无汗，寒热疟，鼻衄不止，热病汗不出，目视不明，生白翳，下齿龋，耳聋，喉痹，面肿，唇吻不收，瘖不能言，口噤不开，偏风，风疹，痂疥，偏正头痛，腰脊内引痛，小儿单乳鹅。

其作用：一是感冒发热恶寒无汗；二是头痛、疟疾；三是鼻衄；四是视力减退与白翳；五齿龋痛；六耳聋喉痹；七皮肤病；八面肿；九腰脊痛；十小儿乳蛾。有口面合谷收之说，为人体消炎止痛要穴，有较普遍与广泛作用，与双太冲配合，为治精神分裂症要穴。

2006年4月25日

列缺穴的作用（肺经）

《针灸大成》：主偏风口面㖞斜，手腕无力，半身不遂，掌中热，口噤不开，寒热疟，呕沫，咳嗽，善笑，纵唇口，健忘，溺血精出，阴茎痛，小便热，痫惊妄见，面目四肢臃肿，肩痹，胸背寒慄，少气不足以息，尸厥寒热，交两手而瞀。实则胸背热，汗出，四肢暴肿，虚则胸背寒慄，少气不足以息。其作用：（1）面神经麻痹；（2）半身不遂，手腕无力；（3）口噤不开，纵唇口；（4）寒热疟；（5）咳嗽、呕沫；（6）健忘、善笑，痫惊妄见；（7）溺血精出，小便热，阴茎痛；（8）面目四肢臃肿；（9）肩痹，胸背寒慄。对脑血管意外，泌尿生殖、精神病作用好。

2006年4月26日

退热与治心痛的经渠穴（肺经）

《针灸大成》：主疟寒热，胸背拘急，胸满膨，喉痹，掌中热，咳逆上气，伤寒，热病汗不出，暴痹喘促，心痛呕吐。其作用：一是退热与治寒；二是胸背拘急与满膨；三是喉痹；四是咳逆上气；五是感冒伤寒；六是热病汗不出；七是暴痹喘促；八是心痛呕吐。

经渠穴是退热、止心痛、呕吐、咳嗽要穴，也治咽喉与瘫痪症。灸之伤神，故此穴禁灸。可与列缺穴相配合施用。

2006年4月27日

治疗呼吸道病、精神病的太渊穴（肺经）

《针灸大成》：太渊穴在掌后内侧横纹头中。主胸痹逆气、善噫、呕饮食，咳嗽，烦闷不得眠，肺胀膨，臂内廉痛，目生白翳，眼赤痛，乍寒乍热，缺盆中引痛，掌中热，数欠，肩背痛寒，喘不得息，噫气，上逆，心痛脉涩，咳血呕血，振寒，咽干，狂言口噼，溺色变，卒遗矢无度。其作用：（1）胸痹逆气嗳气，呕吐；（2）肺胀，咳嗽、哮喘、咳血呕血；（3）失眠、狂言、精神病；（4）肩背臂、缺盆痛；（5）目赤痛、白翳；（6）发热恶寒；（7）掌中热，咽干；（8）溺色变；（9）大便失禁肠炎。主治呼吸道病，精神病，泌尿病。

2006年4月28日

止血治酒病的鱼际穴（肺经）

《针灸大成》：本穴在大指本节后内侧，赤白肉际陷中。主酒病，恶风寒、虚热，舌上黄，身热头痛，咳嗽嘁，伤寒汗不出，痹走胸背痛不得息，目眩，心烦少气，腹痛不下食，肘挛肢满，喉中干燥，寒悚鼓颔，咳引尻痛、溺血呕血，心痹悲恐，乳痈，东垣曰：胃气下溜，五脏气皆乱者，取之于太阴鱼际，足少阴俞。其作用：（1）酒病；（2）虚热、身热、咳引尻痛，肘挛肢满；（3）咳嗽、嗳气，喉中干燥；（4）舌上黄，目眩；（5）心烦少气，心痹悲恐，寒悚鼓颔；（6）溺血、呕血；（7）乳痈；（8）五脏气乱。止吐血特效。退热、止咳亦佳。

◀ ◀ ◀ 2006年4月29日

治咽喉、口腔等病的少商穴（肺经）

《针灸大成》：本穴位于大指内侧，去爪甲角如韭叶。不宜灸，可以三棱针刺出血。主颔肿喉闭，烦心善噫，心下满，汗出而寒，咳逆、痎疟，振寒，腹满，唾沫，唇干引饮，食不下，膨膨，手挛指痛，掌热，寒栗鼓颔，喉中鸣，小儿乳鹅。其作用：（1）颔肿喉闭，寒栗鼓颔，喉中鸣，唇干引饮；（2）烦心善噫，心下满；（3）汗出而寒，振寒，痎疟；（4）咳逆；（5）腹满，食不下；（6）手挛指痛，掌热；（7）小儿乳鹅。主要用于治疗咽喉病、口腔病、咳嗽等。亦应有清火、安眠作用。病情严重者，可用刺血法。

◀ ◀ ◀ 2006年4月30日

治疗咳喘、口腔病的商阳穴（大肠经）

《针灸大成》：本穴在手食指内侧，去瓜甲角如韭叶。主胸中气满，喘咳支肿，热病汗不出，耳鸣聋，寒热痎疟，口干，颐颔肿，齿痛，恶寒，肩背急引缺盆中痛，目青盲，灸三壮。

其作用：（1）胸中气满，肩背急引缺盆中痛；（2）喘咳支肿；（3）热病汗不出，寒热，痎疟，恶寒；（4）耳聋鸣；（5）齿痛，口干；（6）颐颔肿；（7）青光眼。商阳穴不但治咳喘、口腔病、耳病，还能发汗退热，更治青光眼与腮腺炎等病。从口干看，也可用之治糖尿病之“上消症”。

2006年5月1日

镇静安眠与治咽喉病的二间穴（大肠经）

《针灸大成》：本穴在食指本节前内侧陷中。主治喉痹颌肿，肩背痛，振寒，鼻鼽衄血，多惊，齿痛，目黄，口干，口㖞，急食不通，伤寒水结。

其医疗作用：（1）喉痹颌肿；（2）肩背痛；（3）振寒、伤寒水结；（4）鼻炎鼻血；（5）多惊；（6）齿痛；（7）目黄、口干；（8）面神经麻痹；（9）急食不通。二间穴既能镇静安眠，镇惊，又治咽喉病、鼻、齿病，亦可试用于对糖尿病、肝炎的治疗。面神经麻痹与肩背痛症，亦可酌情选此穴。

2006年5月2日

治发热、肠炎、咽喉病的三间穴（大肠经）

《针灸大成》：此穴在食指本节后内侧陷中。主喉痹，咽中如梗，下齿龋痛，嗜卧，胸腹满，肠鸣洞泄，寒热疟，唇焦口干，气喘，目眦急痛，吐舌，戾颈，喜惊多唾，急食不通，伤寒气热，身寒结水。

其作用：（1）喉痹，咽中如梗，颈项病变；（2）下齿龋痛；（3）嗜卧；（4）胸腹满，肠鸣洞泄，急食不通；（5）寒热疟，伤寒气热，身寒结水；（6）唇焦口干，吐舌，喜惊多唾；（7）气喘；（8）目眦急痛。三间穴主治发热恶寒、肠炎、咽喉、颈项、精神病诸症，可试用于糖尿病之“上消症”。

2006年5月3日

可治精神病、热症的阳溪穴（大肠经）

《针灸大成》：本穴位于腕中上侧两筋间陷中。主治狂言喜笑见鬼，热病烦心，目风赤烂有翳，厥逆头痛，胸满不得息，寒热疟疾，寒嗽呕沫，喉痹，耳鸣、耳聋，惊掣肘臂不举，痂疥。

其治疗作用：（1）狂言喜笑见鬼；（2）热病烦心，寒热疟疾；（3）目风赤烂有翳；（4）厥逆头痛，惊掣肘臂不举；（5）胸满不得息；（6）寒嗽呕沫；（7）喉痹；（8）耳鸣耳聋；（9）痂疥。本穴医疗作用广泛，可治精神病、热寒症、咳嗽、喉病、耳病、眼疾、皮肤病等，值得引起重视。不可忽视，要大胆启用。

治疗肩周炎与面部病的偏历穴（大肠经）

《针灸大成》：此穴在腕中后三寸，与外关成浅三角形。主治肩膊肘腕酸痛，继目昏糊，齿痛，鼻衄，寒热疟，癫疾多言，咽喉干，喉痹，耳鸣，风汗不出，小便不利，实则龋聋，泻之，虚则齿寒痹膈，补之。主要医疗作用：（1）肩膊肘腕酸痛；（2）继目昏糊；（3）齿痛、齿寒；（4）鼻衄；（5）寒热疟，风汗不出；（6）癫疾多言；（7）喉痹，咽喉干；（8）耳鸣；（9）小便不利。从治肩周炎类痛症，耳、鼻、喉、齿病、精神病、小便不利看，此穴可用来集中治面部诸病、对镇静大脑，通利小便，也可建功。作用比较广泛，可以大胆试用。

2006年5月5日

镇痛与治精神病的温溜穴（大肠经）

《针灸大成》：此穴位于腕后5～6寸间，与支沟、三阳络呈三角。主治肠鸣腹痛，伤寒逆噫，膈中气闭，寒热头痛，喜笑狂言见鬼，吐涎沫，风逆四肢肿，吐舌，口舌痛，喉痹。

其主要治疗作用：（1）肠鸣腹痛，伤寒逆噫；（2）膈中气闭；（3）寒热头痛；（4）喜笑狂言见鬼；（5）吐涎沫，吐舌，口舌痛；（6）风逆四肢肿；（7）喉痹。本穴镇腹痛作用妙，有镇静安神，治疗精神病作用。因能治喉、舌病、口腔病，可考虑试治口腔溃疡顽症，以及试治失眠与头晕、头痛。

2006年5月6日

止心痛、镇静安神的灵道穴（心经）

《针灸大成》：本穴在掌后一寸五分。主心痛，干呕，悲恐，肘挛，暴喑瘖不能言。

其主要医疗作用：(1) 止心痛；(2) 治干呕；(3) 镇静悲恐；(4) 止住抽搐；(5) 治肘挛；(6) 解暴瘖不能言。可常压用之于保健心脏，最好莫等心绞痛发作才压，防患于未然，心痛时可急压与重压。此穴在镇静安神上作用显著，可用之于失眠与精神病的医疗，亦可用之于提高睡眠质量与咽喉保健与保护。

2006年5月7日

治疗精神病、妇科病的通里穴（心经）

《针灸大成》：通里穴在掌后一寸陷中。主治目眩头痛，热病先不乐，数日懊丧，数欠频呻悲，面热无汗，头风暴瘖不言，目痛心悸，肘臂臑痛，苦呕喉痹，少气遗尿，妇人经血过多崩中，实则支满膈肿，泻之，虚则不能言，补之。

其医疗作用：（1）目眩头痛，目痛心悸；（2）热病先不乐，数目懊丧，数欠频呻悲；（3）面热无汗；（4）头风暴瘖不言；（5）肘臂臑痛，支满膈肿；（6）苦呕、喉痹；（7）少气遗尿；（8）妇人经血过多，崩中。此穴应为镇痛、治精神病、妇科病之要穴，应予高度重视利用。

2006年5月8日

治心痛与理顺气机的阴郄穴（心经）

《针灸大成》：阴郄穴在掌后脉中去腕五分。主治鼻衄吐血，洒淅畏寒，厥逆气惊，心痛霍乱，胸中满。

主治：（1）鼻衄；（2）吐血；（3）洒淅畏寒；（4）厥逆气惊；（5）心痛；（6）霍乱；（7）胸中满。本穴可用之于止吐血、鼻血和治疗心绞痛，平定上吐下泻之霍乱症状，有理顺胸膈下腹之气机的功能，气机顺而致健，亦可用之于保健心脏，调和气血，增进健康。

2006年5月9日

治精神病与止血止痛要穴神门（心经）

《针灸大成》：神门穴在掌后锐骨陷中。

主治：（1）疟心烦，甚欲得冷饮，恶寒；（2）咽干不嗜食，胃下气乱，五脏气皆乱；(3) 心痛数噫，心积伏梁；(4) 恐悸，面赤喜笑，狂悲狂笑，心性痴呆，健忘；(5) 少气不足，手臂寒，掌中热；(6) 面黄胁痛，喘逆身热；(7) 呕血吐血；(8) 振寒上气，诸邪在心之包络；(9) 遗溺失音；(10) 大小人五痫。

此穴是心经要穴，有扶正祛邪，理顺气机之妙用，用途广泛。可用来作为治精神系统病主穴，亦可用作保健心脏与止血、止痛之要穴。对癫痫病也有妙用。从有治咽干，治欲得冷饮上看，亦可试用于治糖尿病、高血压。绝对不可漠视本穴。

2006年5月10日

治精神病、妇科与泌尿病的少府穴（心经）

《针灸大成》：少府穴在小手指本节后骨缝陷中，直劳宫穴。主治烦满少气，悲恐畏人，掌中热，臂酸，肘腋挛急，胸中痛，手踡不伸，久疟不愈，振寒，阴挺出，阴痒阴痛，遗尿偏坠，小便不利，太息。其治疗作用：(1) 烦满少气；(2) 悲恐畏人，太息；(3) 掌中热；(4) 臂酸，肘腋挛急，手踡不伸；(5) 胸中痛；(6) 久疟不愈；(7) 子宫下垂，阴痒阴痛；(8) 疝气；(9) 遗尿，小便不利。

本穴作用广泛，可治精神病、妇科病、泌尿病，退热镇痛，治疝气与子宫脱垂等顽症，可考虑用作保健心脏之要穴，由于其凉性，亦可试治糖尿病。

治心痛、热病的少冲穴（心经）

《针灸大成》：少冲穴在手小指内侧，去爪甲角如韭叶。主治热病烦满，上气嗌干渴，目黄，臑臂内后廉痛，胸心痛，痰气，悲惊寒热，肘痛不伸，前阴臊臭（配行间穴）。

其医疗作用：（1）热病烦满；（2）上气嗌干渴；（3）目黄；（4）臑臂内后廉痛，肘痛不伸；（5）胸心痛；（6）痰气；（7）悲惊寒热；（8）前阴臊臭（配穴行间）。此穴可用作治心痛之要穴，亦可用来治肩周炎。因可治目黄、干渴，故可试治肝炎与糖尿病之“上消症”，可以充分开掘其潜力。

2006 年 5 月 12 日

退热、止痛、止咳的少泽穴（小肠经）

《针灸大成》：少泽穴位于手小指端外侧，去爪甲角下一分陷中。主治疟寒热，汗不出，喉痹舌强，口干心烦，臂痛瘛疭，咳嗽，口中涎唾，颈项急不得回顾，目生肤翳复瞳子，头痛。

主要医疗作用：（1）疟寒热，汗不出；（2）喉痹舌强；（3）口干心烦；（4）臂痛；（5）咳嗽；（6）口中涎唾；（7）颈项急不得回顾；（8）目生翳复瞳子；（9）头痛。应是退热、止痛、止咳、治颈椎病、咽喉、舌病、眼病之要穴，因其能治口干心烦，可试用于糖尿病之“上消症”。

治发热与癫痫的前谷穴（小肠经）

《针灸大成》：前谷穴在手小指外侧本节前陷中。主治热病汗不出，痎疟癫疾。耳鸣，颈项肿，喉痹，颊肿引耳后，鼻塞不利，咳嗽吐衄，臂痛不得举，妇人产后无乳。

主要治疗作用为：（1）热病汗不出；（2）痎疟癫疾；（3）耳鸣；（4）颈项肿，颊肿引耳后；（5）喉痹；（6）鼻塞不利；（7）咳嗽吐衄；（8）臂痛不得举；（9）妇人产后无乳。本穴可治癫痫与发热、鼻、喉、颈项、臂病，尤其对妇女产后无乳有用。

2006年5月14日

治癫痫、痂疥诸病的后溪穴（小肠经）

《针灸大成》：后溪穴在手小指外侧本节后陷中，握拳取之。主治疟寒热，目赤生翳，鼻衄，耳聋，胸满，颈项强，不得回顾，癫疾，臂肘挛急，痂疥。

其主要作用：（1）疟寒热；（2）目赤生翳；（3）鼻衄；（4）耳聋；（5）胸满；（6）颈项不得回顾；（7）癫痫；（8）臂肘挛急；（9）痂疥。本穴既能退热，又治目、鼻、耳、颈、臂、癫痫、痂疥诸病，是小肠经之要穴。值得注意的是癫痫、鼻衄、耳聋、痂疥等病。

2006年5月15日

治疗发热、腮腺炎的腕骨穴（小肠经）

《针灸大成》：腕骨穴在手外侧腕前起骨下陷中。其主要治疗作用：（1）热病汗不出，寒热；（2）胁下痛不得息，肘不得屈伸；（3）颈颌肿；（4）耳鸣；（5）目冷泪生翳；（6）狂惕，烦闷；（7）偏枯；（8）痎疟头痛。（九）惊风；（10）瘛疭，五指掣；（11）头痛。

此穴除退寒热、耳目病、精神病、止头痛、心脑血管意外后遗症之外，还可治腮腺炎。是小肠经中多功能的要穴，是我从前所忽视之穴，今后应当努力开挖与利用其功能。

2006年5月16日

治疗发热与精神病的阳谷穴（小肠经）

《针灸大成》：阳谷穴在手外侧腕中锐骨下陷中。其主治作用：（1）癫疾狂走，妄言，左右顾；（2）热病汗不出，寒热；（3）胁痛，臂外侧痛不举；（4）戾颈，颈项肿；（5）耳聋耳鸣；（6）齿龋痛；（7）吐舌；（8）目眩；（9）小儿瘛疭，舌强不纳乳。

此穴应是治精神病与发热之要穴。心与小肠相表里，故小肠经穴可治精神病与热症，此外还可治耳聋鸣、颈、齿、舌、目、小儿不吸乳等，其治耳聋与止痛，值得开发利用。此穴亦为我所忽视，理应重视起，视之为手穴一宝。

2006年5月17日

治疗肩周炎与眼病的养老穴（小肠经）

《针灸大成》：养老穴位于手踝骨前上，一云腕骨后一寸陷中。其主要医疗作用：(1) 肩臂酸痛，肩欲折，臂如拔，手不能上下；(2) 目视不明。

本穴是治肩周炎、臂、手的专用穴，又可治视力减退，可在这两方面重点施用。因其与阳谷等穴贴近，一定还有其他医疗作用，亦可做为重点开发之对象。

2006年5月18日

治疗精神病与虚弱的支正穴（小肠经）

《针灸大成》：支正穴位于腕后五寸。其医疗作用：(1) 风虚；(2) 惊恐悲愁，癫狂；(3) 五劳，四肢虚弱；(4) 肘臂挛难屈伸，手不握，十指尽痛；(5) 热病先腰颈酸；(6) 喜渴；(7) 强项；(8) 疣目；(9) 节弛肘废；（10）生疣与痂疥。

注意其能治精神病，又两处论及治虚弱，即本穴有强壮作用，喜渴可用作治糖尿病之“上消”，痂疥与生疣可用之治皮肤病，还可治颈椎与腰椎病，作用较广，可以充分利用。

2006年5月19日

可用于心脏病急救的郄门穴（心包经）

《针灸大成》：郄门穴在掌后去腕五寸两筋陷中。其医疗作用：（1）呕血；（2）衄血；（3）心痛呕哕；（4）惊恐畏人；（5）神气不足。

此穴止吐血、衄血、止心痛、镇静、益神作用，我在太湖曾用之于心脏病急救，有“起死回生”之效、愈后病人可参加劳动。精、气、神为人体三宝，以神为主，此穴有益神之作用，可试用于保健强壮。

2006年5月20日

治疗脑、心血管意外与精神病的间使穴（心包经）

《针灸大成》：间使穴在掌后三寸两筋陷中。其主要医疗作用：（1）伤寒结胸，心悬如饥；（2）卒狂、多惊、鬼邪、怵惕；（3）胸中澹澹；（4）恶风寒，寒中少气；（5）呕沫；（6）掌中热；（7）腋肿肘挛；（8）卒心痛；（9）中风气塞，涎上昏危，瘖不得语，咽中如梗；（10）霍乱干呕；（11）妇人月水不调，血结成块；（12）小儿客忤。

此穴主治心、胸诸病，心脑血管意外症，各类精神病，值得注意的是可治妇科病。

2006年5月21日

治心胸病、精神病的内关穴（心包经）

《针灸大成》：内关穴在掌后去腕二寸两筋陷中。其医疗作用：（1）手中风热；（2）失志、癔病、癫痫；（3）心痛、心慌心跳；（4）目赤；（5）肢满肘挛；（6）头强；（7）胸胁痛、胃痛；（8）呃逆；（9）恶心呕吐；（10）哮喘；（11）咽喉肿痛。

本穴主治心、胸诸病与精神病，亦可用于休克之急救。对胃、哮喘、咽喉、眼、颈项亦有医疗作用。可用于心脏保健与提高睡眠质量，应是心、胸病、精神病之主穴，也是心包经要穴之一，应予高度重视。

2006年5月22日

治疗热病、心脏、精神病的大陵穴（心包经）

《针灸大成》：大陵穴在掌后骨下，两筋陷中。

其主要医疗作用：（1）热病汗不出，手心热；（2）肘臂挛痛，腋肿，胸胁痛；（3）善笑不休，喜悲泣惊恐，狂言不乐；（4）烦心，心悬若饥，心痛；（5）目赤目黄；（6）小便如血；（7）呕吐无度；（8）喉痹、口干；（9）身热头痛，短气；（10） 疮疥癣；（11）足跟痛。

本穴可治热病、精神病、心脏病、目、喉、小便、皮肤病，应是治心脏与精神病之主穴。可试用于治糖尿病与牛皮癣、皮肤癌，大有开发之价值。

2006年5月23日

治疗心脑血管意外与精神病的劳宫穴（心包经）

《针灸大成》：劳宫穴，握拳，穴在中指、无名指之间。其主要医疗作用：（1）中风；（2）善怒，悲笑不休，怵惕；（3）手痹；（4）热病数日，汗不出；（5）胁痛不可转侧，胸胁肢满；（6）大小便血，衄血不止；（7）气逆呕吐，烦渴食饮不下；（8）口中腥臭、口疮；（9）黄疸目黄；（10）小儿龈烂；（11）中暑；（12）小儿惊风；（13）瘫痪；（14）癫痫。

本穴为心包经要穴，用途十分广泛，主要用于心脑血管意外、精神病、出血症、发热、瘫痪、肝炎、口臭、口疮、胁痛、癫痫等，因能治烦渴，故可试用于治糖尿病。亦应有强壮治失眠等作用。

2006年5月24日

用于急救与热病的中冲穴（心包经）

《针灸大成》：中冲穴在中指指端指尖处。其主要医疗作用：（1）热病烦闷汗不出；（2）掌中热，身如火；（3）心痛烦满；（4）舌强；（5）小儿夜惊；（6）昏迷急救；（7）头痛；（8）耳鸣。

本穴处于中指指尖，乃属阳之阳，火中火，既能急救，就有强心脑的作用，应与头顶百会穴相通。在镇痛、退热，治耳鸣、舌病、口腔病方面作用亦强，可列为开发利用之耳穴佳配穴位。

2006年5月25日

治疗喉舌、眼病的关冲穴（三焦经）

《针灸大成》：关冲穴在无名指外侧去爪甲如韭叶。其医疗作用：（1）喉痹喉闭；（2）舌卷口干；（3）头痛；（4）霍乱；（5）胸中气噎不嗜食；（6）臂肘痛不可举；（7）目生翳膜，视物不明；（8）心烦；（9）昏迷急救。

此穴用来主攻喉、舌、眼病，亦可试用于口腔溃疡，因有镇头痛与急救效果，可考虑用做大脑保健与治神经衰弱。对肩周炎、臂病，亦应有效。是三焦经要穴之一，应努力挖掘其潜力。

2006年5月26日

治疗精神病、疟疾的液门穴（三焦经）

《针灸大成》：液门穴在小指与无名指岐骨陷中。其医疗作用：（1）惊悸妄言；（2）咽外肿；（3）寒厥；（4）臂痛不能上下；（5）痎疟寒热；（6）目赤涩；（7）头痛；（8）暴聋；（9）齿龈痛；（10）乳少；（11）腕扭伤。

本穴对治顽固疟疾特效。有镇静、镇痛、退热、消咽喉肿，治眼病、耳聋，催乳，治腕扭伤等多项功能。本人很少采用本穴，值得开发利用。

2006年5月27日

治疗热病、耳聋耳鸣的中渚穴（三焦经）

《针灸大成》：中渚穴在手背小指与无名指基关节后一寸许处。主要医疗作用：（1）热病汗不出；（2）目眩头痛；（3）耳聋耳鸣；（4）目生翳膜；（5）久疟；（6）咽肿；（7）肘臂痛；（8）手五指不得屈伸。

注意：此穴的退热与治耳鸣耳聋的效果。因此穴对应贴近内劳宫，故退热可与内劳宫相配合；手穴上治耳聋耳鸣之穴不多，有液门、中冲、阳谷、腕骨、后溪、前谷、偏历、阳溪、商阳、合谷等穴，可以结合使用。此外对疟疾、目病、咽喉病、臂病亦有作用。

治疗糖尿病、寒热病的阳池穴（三焦经）

《针灸大成》：阳池穴在手背腕上陷中。主要医疗作用：（1）糖尿病；（2）口干烦闷；（3）寒热疟；（4）手腕伤；（5）肩背痛不得举；（6）目赤肿；（7）喉痛咽肿。

此穴可作为治糖尿病的重点穴。手穴中可治小便病的有大陵、少府、神门、偏历、鱼际、列缺等，但都非专治糖尿病，可以考虑结合使用。在退热、治疟、治肩背痛、咽喉肿痛、目赤肿、腕伤等方面，亦可发挥作用。此穴在手腕之上，易取易按，易于操作，随时随地可以进行，值得大量推广，应为糖尿病人之福音，坚持就是胜利。

2006年5月29日

治疗耳聋、便秘的外关穴（三焦经）

《针灸大成》：外关穴在手背腕后二寸两骨间。其主要医疗作用：（1）耳聋耳鸣；（2）五指尽痛；（3）肘挛；（4）手臂不得屈伸；（5）头痛；（6）淋巴腺结核；（7）腹痛；（8）便秘；（9）发热；（10）手颤。

其中值得注意是治聋、便秘、淋巴结核、手颤，而退热效果亦佳，本穴好在易取易用，安全可靠，我用之于退热多，而治聋、手颤、便秘等未曾用过，大有潜力可用，应做为开发之重点穴。

治疗热病、心脏病、妇科病的支沟穴（三焦经）

《针灸大成》：支沟穴在腕后臂外三寸。其主要医疗作用：（1）热病汗不出；（2）肩臂酸重；（3）胁腋痛；（4）四肢不举；（5）霍乱呕吐；（6）口噤不开；（7）暴瘖不能言；（8）心闷不已，卒心痛；（9）鬼击；（10）伤寒结胸；（11）疮疥癣；（12）妇人妊脉不通；（13）产后血晕，不省人事；（14）目痛；（15）颌下淋巴结炎；（16）便秘。

此穴为三焦经要穴，共治16种以上的病，有热病、四肢病、心脏病、精神病、妇科病、皮肤病、消化病、传染病、急救等，应作为三焦经要穴，来加以开掘与应用。

2006年5月31日

治疗癫痫、耳聋的会宗穴（三焦经）

《针灸大成》：会宗穴在腕后三寸尺侧。其医疗作用：（1）五痫；（2）肌肤痛；（3）耳聋。

本穴似作用少，但正因其少，便有专病专治的作用。可以用来治疗各类癫痫与耳聋之主穴，此外，亦可试用于治疗皮肤病。

本穴易取易用，随时可用，有镇静作用，亦可试用于失眠多梦。

2006年6月1日

治疗暴喑哑、耳聋的三阳络穴（三焦经）

《针灸大成》：三阳络穴在支沟穴上一寸。其主要医疗作用：（1）暴喑哑；（2）耳聋；（3）嗜卧；（4）四肢不欲动摇。

此穴应为治聋哑专用穴，对精神萎靡不振及发作性睡眠病，有辅助治疗作用。可以考虑作为保健强体与辅助治瘫穴位。

2006年6月2日

人体之君主心点（手穴）

心点在手中指第一节横纹中点。此穴既为人体之君，其作用便十分重要，其医用价值：（1）通治心脏诸病；（2）失眠；（3）各类精神病；（4）咽喉病、口腔病；（5）发热；（6）心脑血管意外及其后遗症；（7）肺心病；（8）休克急救；（9）植物人苏醒；（10）胃肠病，尤其胃下垂、子宫下垂类；（11）肝胆病；（12）便秘、遗尿泌尿病；（13）益神强壮。

此穴应为人体百病皆治之穴，可与皮质下合理组合使用，自会发生神奇之作用。

2006年6月3日

人体之皇后肾点（手穴）

肾点在手小指第一节横纹中点。本穴为人体之皇后，仅次于心帝。其医疗作用：(1) 泌尿生殖诸病；(2) 后头痛；(3) 失眠、多梦；(4) 夜尿症；(5) 各类精神病；(6) 眼病；(7) 慢支、哮喘；(8) 腰、颈椎病、骨质疏松症；(9) 各类瘫痪；(10) 泌液诸病；(11) 高血压；(12) 肝、胆病；(13) 糖尿病；(14) 心脑血管意外后遗症。

本穴既是治病要穴，也是强壮要穴，人体只有心肾结合，才能组成最高指挥部，才能有防病抗病之力量，有了强健的它，才能优生优育，人类才有幸福的未来。

2006年6月4日

人体之宰相穴肺点（手穴）

肺点在手大拇指横纹中点。此穴为人体之宰相，仅在心、肾两点之下。其医用价值：(1) 急慢性气管炎；(2) 哮喘；(3) 肠炎；(4) 肺结核；(5) 肺炎；(6) 矽肺病；(7) 各类高热；(8) 内脏下垂；(9) 肺心病；(10) 皮肤病；(11) 毛发病；(12) 瘫痪；(13) 消化不良；(14) 肾及泌尿生殖病。

肺司气，心司血，气行血行，气止血止，故两者关系密切。土生金，脾为肺之母，金生水，肺为肾之母，三者关系密切。脾为“后天之本”，肾为“先天之本”，肺为 两者之桥，健康之桥。

2006年6月5日

人体之大将军肝点（手穴）

肝点在手无名指二节横纹中点。在人体有类于国防部长之位置，其主要医用价值：（1）各类肝炎；（2）偏头痛；（3）胆道病；（4）失眠；（5）各类精神病；（6）肝昏迷急救；（7）心脑血管意外及后遗症；（8）糖尿病与低血糖；（9）血液病；（10）关节炎；（11）脉管炎；（12）性功能障碍；（13）消化不良；（14）强壮。

木生火，肝为心君之母，是人体之皇太后。水生木，肾为肝之母，肝又似太子与公主。人体水火不容，心肾不交，全仗肝为桥加以解决。肝又是免疫力之源，故肝癌为癌中之王，捏脊以保肝，是保健重要措施。

2006年6月6日

人体之人民大众脾点（手穴）

脾点在手无名指第一节横纹中点，乃是人体之人民大众，被中医称为后天之本，其医疗作用：（1）胃肠病；（2）肝脾肿大；（3）消化不良；（4）各类出血症，吐血、衄血、便血、尿血等；（5）各类瘫痪；（6）重症肌无力；（7）胃下垂及内脏下垂；（8）便秘；（9）慢支、哮喘、多痰；（10）心脏病变。

火生土，脾为心帝之子，土生金，脾为肺相之母，因而除对消化系统直接有用之外，对循环系统、呼吸系统也有疗效，是人体强壮要穴之一。

人体的总指挥部头顶点（手穴）

头顶点在中指第二节横纹尺侧赤白肉际之中点。乃是人体的总指挥部，在耳穴则称为皮质下，作用巨大，潜力无穷，大可开掘。其医疗作用：（1）内脏下垂；（2）各类瘫痪；（3）心脏诸病；（4）呼吸系统病；（5）失眠；（6）夜尿症、遗尿症；（7）各类精神病；（8）各类出血症；（9）血液病；（10）心、脑血管意外及其后遗症；（11）昏迷、休克急救，植物人苏醒；（12）消化不良症。

此穴应相当于头顶之百会穴，有天穴百病皆治之能，应为人体保健的强壮要穴。

2006年6月8日

人体的皇后后宫后头点（手穴）

后头点在小指第二节横纹尺侧赤白肉际之中点。此穴乃皇后之后宫，在耳穴为枕穴。其医疗作用：（1）后头痛；（2）急性扁桃体炎；（3）臂痛、颊痛；（4）呃逆；（5）夜尿与遗尿症；（6）各类瘫痪；（7）各类精神病；（8）失眠；（9）糖尿病；（10）高血压；（11）妇科病；（12）前列腺病变；（13）佝偻病；（14）肾炎与肾病。

此穴与肾关系密切，与皮质下同为脑部要穴。金生水，肺为肾之母，水生木，肝为肾之子，后头点对于治呼吸病、肝胆病亦应有其作用。更是治瘫之重要穴位。

分管精神、消化系统的前头点（手穴）

前头点在食指第二节横纹桡侧赤白肉际中点。在耳穴为额，其医疗价值：（1）前头痛；（2）胃肠痉挛；（3）急慢性胃肠炎；（4）风湿扭伤、膝趾关节痛；（5）各类精神病；（6）消化不良症。

本穴与精神及消化系统关系密切，在我医疗实践中较少利用，应予重视开发利用，尤其是用来治疗精神系统疾病，大有潜力可挖。

2006年6月10日

与肝胆关系密切的偏头点（手穴）

偏头点在无名指第二节横纹尺侧赤白肉际中点。本穴与肝胆关系密切。其医疗作用：（1）偏头痛；（2）胸肋痛；（3）肝脾痛；（4）胆绞痛；（5）心脑血管意外后遗症；（6）血液病；（7）性功能障碍；（8）糖尿病；（9）肝炎。

此穴应与肝胆穴密切配合，发挥作用，亦为我所忽视的要穴之一，在提高人体免疫力与增强肝功能方面，应有潜力可挖。亦可做为保健强体穴。

2006年6月11日

分管人体发育的脑点（手穴）

脑点在手大拇指第一节指腹中偏上点。此穴为脑垂体代表区，分管人体发育，可治脑垂体功能障碍诸症。其医疗作用：（1）侏儒症；（2）巨人症；（3）肢端肥大；（4）尿崩；（5）月经失调；（6）子宫出血；（7）咳嗽；（8）失眠；（9）遗尿；（10）脉管炎；（11）脑血管意外后遗症。

此穴我在实践中未能充分利用，其潜力很大。对延缓衰老，防治老年痴呆症、脑萎缩、大脑发育不全、脑瘫等都能发挥其应有的作用。

2006年6月12日

代表脑干的脑干（手穴）

脑干在手大拇指一节指腹尺侧平脑点处。是脑干代表区。其医疗作用：（1）镇痉熄风；（2）角弓反张；（3）抽搐；（4）益脑健神；（5）大脑发育不全；（6）脑震荡后遗症；（7）脑膜炎后遗症；（8）休克；（9）过敏；（10）止血。

此穴既是治瘫要穴，亦是治大脑发育不全、脑膜炎后遗症之要穴。宣城彭先生体验：此穴治头痛有点到即止之功能。

2006年6月13日

治疗腰椎病的腰腿点（手穴）

腰腿点有两点，位于手背背部：一点在无名指与小指之后，一点在食指与中指之后，手背面二分之一的中点。应为灵验的治腰椎病的穴位。可治：(1) 急性腰膝扭伤，特灵；(2) 腰痛；(3) 腰椎间盘突出症；(4) 膝关节炎。

两穴痛感强烈，指压时对体弱者可取平卧位，以防晕针现象。此穴对心脏病患者更不宜针刺，特提请注意。

2006年6月14日

治疗晕车、晕船的尔晋穴（手穴）

这是合肥戴仁浩先生发现并以我的名字命名的专治晕车、晕船的穴位。穴在手背食指、中指基关节后一寸许处，可压痛取穴。

此穴治晕车、船特灵，轻微者只压一穴，重者取双穴，指压即可。我看可考虑配脚上之相应点，取四个点，用来治疗眩晕、高血压以及失眠。

踝点与胸点（手穴）

踝点在拇指鱼际穴之上约一寸的微凸之处。可治脚踝风湿病或扭伤，左脚病取右手穴，右脚病取左手穴。亦可指压鱼际之中点，压痛取。取法同上。

胸点在拇指横纹桡侧赤白肉际处。可治胸挫伤、肋间神经痛、带状疱疹致胸痛，吐泻，癫痫发作。此穴潜力可挖，因贴近心肺要脏。

2006年6月16日

治疗各种眼病的眼点（手穴）

眼点在拇指横纹尺侧赤白肉际处。乃为人体眼之代表区，可治：(1) 急慢性结膜炎；(3) 麦粒肿；(4) 霰粒肿；(5) 青光眼；(6) 眼病眼底出血；(7) 糖尿病并发眼病。

配方：眼、肾、肝、头顶点、后头点。可以通治一切眼病，也可预防眼睛老化，坚持就是胜利。此穴是治眼之宝，人体眼为神之窍，是人体之至宝。

肩点与会阴点（手穴）

肩点在食指基关节挠侧赤白肉际处，可治肩周炎、肩凝所致的肩痛，可采用左病取右穴，右病取左穴法。

会阴点在小指第二节横纹桡侧赤白肉际处，可治疖肿、肛裂引起的会阴痛。

此两穴在我的实践中采用少，应有潜力可挖。肩关系手臂活动，此穴可应用于治臂瘫。会阴点则可在一些男女隐疾上应用。

2006年6月18日

治疗脊柱病变的脊柱点（手穴）

脊柱点在小指基关节尺侧赤白肉际处。此穴类似耳背的脊髓穴，应为重要穴位之一。主治急性脊间韧带损伤、尾骨痛、椎间盘突出症、腰痛，以及耳鸣、鼻塞。

此穴，我在实践中采用少，应纠正。可以考虑用之于脊椎病变之瘫痪，亦可用之于脊椎保健，大脑要通过脊椎指挥全身，便说明此穴决不可等闲视之。

2006年6月19日

治疗坐骨与臀部病的坐骨点（手穴）

坐骨点在小指与无名指指缝手背后的五分处。可治疗坐骨神经痛、髋关节痛，臀部病痛。

因有×形法灵验治坐骨，此穴亦被忽视。但此穴关系下肢行动能力，对脑性瘫痪，下肢截瘫应有恢复之功能，而臀部病亦属人们之隐患部分，可考虑应用。此穴易取易用，可以开发。

2006年6月20日

治疗咽喉与三叉神经痛的咽喉点（手穴）

咽喉点在中指与无名指指缝（手背）后五分处。可治疗咽喉炎、急慢性扁桃体炎，三叉神经痛、牙痛。

此穴亦是被我忽视的穴位，不仅咽喉为人体之要害，而三叉神经痛又是顽固疾病，在治扁桃体与牙痛方面，也有潜力可挖。如与脚穴相应点相配合，其作用将更大。此穴贴近外劳宫，对应内劳宫，亦可与之配用。

2006年6月21日

治疗颈项的颈项点（手穴）

颈项点在手背食指与中指基关节后五分到一寸许处，与戴仁浩老先生发现的晕车晕船穴同。

本穴可治落枕、颈项扭伤、晕车晕船，因颈项为人体运动之总开关，颈项严重损伤，可导致全身瘫痪，故不仅是人体治病之要穴，亦为保健要穴。

2006年6月22日

治疗咳嗽最灵的咳喘点（手穴）

咳喘点在手掌食指与中指基关节后五分许处，与颈项点相对应。可治支气管炎、支气管哮喘、神经性头痛、咳嗽。

本穴对治咳嗽特灵，应为治咳之主穴。治头痛未用过，可以试压，本穴相当于右肺，可与气管、哮喘点、肺配合治慢支、哮喘、肺心痛。亦可试用治胸部诸伤，尤其是伤及肺叶之伤。亦可考虑作退热之用。

兼治胃肠的胃肠点（手穴）

胃肠点位于手掌大鱼际竖纹之中点。是手穴中唯一的兼治胃肠的穴位。正因如此，我将双胃肠点与双足三里相配合，称为“胃肠四点”，用之通治胃肠病。此穴可治急慢性胃肠炎、溃疡病、消化不良、胆道蛔虫。

内胃肠点与外胃肠点（新穴名为落零五，可治胃痉挛）、中指的中魁相配，可治胃病，取双侧，坚持下去，自有妙用。

2006年6月24日

治疗夜尿症的夜尿点（手穴）

夜尿点同肾点，在小指第一节横纹之中点。可专治夜尿、尿频。

老年人最怕夜尿、尿频，这使他们无法安眠，本就入睡太难，偏又起床夜尿，就更无眠，失眠因此而起，亚健康因此而成，多种病因此而生。此穴可以单用，单用就将时间加长1～2倍，也可配命门、肺（金生水，肾为肺子）、肝（水生木，肝为肾子）、头顶点、后头点，小便就自然变好了。

治疗足后跟痛的足跟点（手穴）

足跟点在手掌之根部，是专治足后跟痛的，亦可治足后跟裂口与冻伤。我的足后跟裂口多年，尤其是在严冬，无法行走，指压手穴足跟点一周而愈，不再复发。足后跟可直通大脑中枢神经，尤其是运动神经，应在治瘫痪上有所作为。气功中有踵息，即是想象利用足跟呼吸，足见道家对足跟之重视。武当山百岁老道健身术，即是睡在床上活动后跟与脚趾上翘法，可以借鉴。

2006年6月26日

治疗气管病变的气管点（手穴）

气管点在手掌中指与无名指基后约五分处，代表体内气管区，主治咳嗽与哮喘。

人体不可缺氧，气管则是人体供氧的唯一的重要通道，其重要性可想而知。感冒是人之常见病，即上呼吸道感染，亦可造成肺炎重症，故对气管点，要经常保健按摩，以防患于未然。感冒后，要取气管点为重点穴。

此穴兼治咳嗽、哮喘，治疗急慢性支气管炎，此穴亦应为重点。

2006年6月27日

有几分神秘的呃逆点（手穴）

呃逆点在手背中指第一节横纹之中点，与心穴相对应，专治呃逆。

说其神秘，是因我曾扎中魁与此穴，使乞丐休克，差点送命。我从中吸取教训，而后才成为“火柴棒医生”，再也不出事故。

此穴与心穴相对应，可视为外心穴，当然不只是治呃逆，我看可试用于治疗心脏病的辅助穴位，或用来试治精神病、失眠病。此穴地位重要，不可轻易放过。

2006年6月28日

治妊娠呕吐特效的呕胀点（手穴）

呕胀点在手背中指第二横纹中点，可治呕吐、胃胀、消化不良，尤其治妊娠呕吐特效。楼下七旬老妇用此穴配胃肠点，治好了胃病，足见此穴妙用。

此穴的对应点是三焦，应有健脾胃、通气血妙用，应是治各种胃病，尤其是消化不良的要穴。

2006年6月29日

值得开发的癫狂高血压点（手穴）

癫狂高血压点，即合谷穴。可以降血压与治精神病。我用双合谷配双太冲，使其在治疗精神病上发挥了巨大作用。但就降血压看，则未加以利用，应在这方面开掘。

可试用内外合谷与内外太冲相结合，用以治高血压，亦可治精神病。要有所创新，不可保守。

2006年6月30日

利用升压点强心（手穴）

升压点位于手背手腕部之中点。有强心与升压作用，一般用于急救与升压。

一般穴位不可死用，要知活用。一般急救，除特殊情况外，应送医院，那样此穴就无法发挥作用了。因有强心作用，可做为心脏保健按摩来用。

2006年7月1日

保健肠道的腹泻点（手穴）

腹泻点位于手背无名指与小指基后一寸许处。可治疗急慢性肠炎。

本穴为我用得最多的穴位之一，确实有效。可惜总是比较被动，如能用来保健，防治肠炎，作用将会更好。此穴对应点是哮喘点，治哮喘特效，在脚穴的相应点可治肩周炎与臂病、颈椎病，可以考虑结合，以充分发挥其潜力。

2006年7月2日

治疗发热多汗的多汗退热点（手穴）

多汗退热点位于手背中指与食指之间的基部中点。用于治疗发热与多汗。此穴我很少使用，应予纠正。

热生于肺，而肺与大肠相表里，心与小肠相表里，均与退热有关。此点与心、大肠、小肠贴近，退热功能明显，而多汗多系肺气虚，此穴应有补气作用。故亦可做保健穴用。

2006年7月3日

治疗喉痛的喉痛点（手穴）

喉痛点在手背小指第一节横纹中点，与手掌的肾穴相对应。可治喉痛，也是我少用的穴位。

就人体来说，咽喉处于要津，十分险要，故应予高度重视。此穴又是外肾穴，可考虑配合肾穴使用。常压此穴可保健咽喉。

2006年7月4日

治疗腹泻、便秘的大肠点（手穴）

大肠点在手掌食指第一节横纹中点。可治疗腹泻与便秘，本穴为我之常用穴。

肺与大肠相表里，热生于肺，故大肠也应有退热与治疗皮肤病的功能。老年人最易便秘，也易在直肠方面产生病变，因此本穴也宜用来保健。大便时要顺其自然，不宜太过用力，以防脱肛。

2006年7月5日

人体要穴小肠点（手穴）

小肠穴在手掌食指第二节横纹中点，有治疗腹泻、便秘、小儿惊风、心脏病以及强壮等作用。

小肠与心相表里，心为帝，小肠则为外交大臣，故在人体处于特别重要的位置。因人体之营养其百分之百是小肠吸收的，所以是人体健康之泉。中国气功意守丹田，即是意守小肠，所以本穴是关系人体强壮的保健要穴。

2006年7月6日

具有综合平衡作用的三焦点（手穴）

三焦点在手掌中指第二节横纹中点。可治消化不良、胃肠病，具有综合平衡的作用。

本穴为我少用之穴，因其有综合平衡作用，故值得重视。它的对侧是呕胀点，也有健脾胃作用，将两者结合起来，健脾胃作用将会更好。

2006年7月7日

值得开发的命门点（手穴）

命门点在手掌小指第二节横纹中点，可治泌尿病、胃肠病与壮肾阳。

本穴也是我少用的穴位之一，其顾名思义，是生命之门，当然重要。六脉中左为心、肝、肾，右为肺、脾、命，就有命门，《针灸大成》以左为肾，男子以藏精，右为命门，女子以系胞。以我之体会，肾与命门两者分工不同，前者主肾阴，后者主肾阳，同为人体要穴，值得研究与开发，不可偏废。

2006年7月8日

积极开发肾炎水肿点（手穴）

肾炎水肿点在手掌大拇指指尖，可治肾炎、水肿。

手是人体重要部分，大拇指在手指中具有不可替代的作用，肾炎水肿点位于大拇指指端，足见其十分重要。但我则采用较少，应予纠正。此穴清凉解毒，既可消除肾炎，又能消除水肿、通利小便。也可用来试治糖尿病。

2006年7月9日

专治夜盲的夜盲点（手穴）

夜盲点在肾炎水肿点下三分处，专治夜盲。

按西医观点，夜盲是由于缺乏某种维生素，此穴是否可用来补充维生素缺乏，值得研究。此穴贴近肾炎水肿点，为何只治一症。不妨配合肾炎水肿点，试治肾炎、水肿、通利小便等病。

2006年7月10日

专治疟疾的疟疾点（手穴）

疟疾点在手掌大鱼际下端之中点，专治疟疾。

我在少年时是疟疾的严重受害者，患病三年有余，后用大剂量常山，反应严重而根治。本穴是胸部的相应点，疟疾与肝关系密切，故可试用于治肝、胆诸病。是否适用于糖尿病，亦不妨大胆一试。

2006年7月11日

专用于急救的急救点（手穴）

急救点在中指指尖，是急救专用穴。急救应急送医院，以免风险，但在某些闭塞地区，还需用此穴急救。

此穴还可治精神病与耳聋、心痛、胸胀、臂病，应为手穴之要穴，可以综合利用。和人中穴一样，急救穴均有健脑、强脑作用。

2006年7月12日

专治肝炎、糖尿病的黄疸消渴点（手穴）

黄疸消渴点位于无名指与小指指端，专治肝炎与糖尿病。

这是一个很有潜力之穴，唯其专治，故有专用。此穴贴近肝、肾穴，指头直通大脑中枢，地位显要，可惜我长期未能重视。如与人中、兑端、承浆三穴配合，当是治糖尿病验方，不妨一试便知。

治疗哮喘的哮喘点（手穴）

哮喘点在手掌无名指、小指基关节上一寸许处。

以针强刺激之，哮喘立止，实为治哮喘之专用穴。以棒压来得慢，但安全可靠，无需多穴，就只用此穴，长期压下去，定收治哮喘之奇效。如效果欠佳，可配双足之相应点。

2006 年 7 月 14 日

治疗高热抽搐的点（手穴）

高热抽搐点在手掌胃肠点之前不到一寸处。专治高热抽搐的急救穴，我没用过。

此穴贴近心线，地位显要，直达大脑中枢，有高度退热与镇静作用，不必在发生高热抽搐后才用，一发高热即可重用，以防高热抽搐现象发生，防胜于治，力争主动，免受损失。

治疗心慌绞痛的点（手穴）

心慌绞痛点在手掌无名指、小指基关节之上约五分处，贴近哮喘点。

本穴我从未用过，但本穴明显有高度镇静、镇痛、强心作用，可试用于心脏保健，可预防心慌绞痛。因与哮喘点贴近，对于肺心病患者，可考虑配合使用。亦可试用于安眠。

2006年7月17日

治疗腹胀的穴位（手穴）

治疗腹胀可取：少商（肺经）、商阳（大肠经）、中冲（心包经）、阳溪（大肠经）、少府（心经）、少冲（心经）、关冲（小肠经）。

新穴取：前头点、胃肠点、呕胀点、小肠点、大肠点、三焦点、脾点。

脾土为人体的后天之本，治疗腹胀要帮助人们增强消化能力，实为保健重要措施。新穴可以同取同用，而传统穴注意侧重，如脾虚气虚嗳气型可侧重少商、中冲、少府、少冲，消化不良型可侧重商阳、阳溪。治疗时可以最痛最敏感穴为重点。

治疗嗳气的穴位（手穴）

治疗嗳气取穴：太渊（肺经）、少商（肺经）、劳宫（心包）、前头点、胃肠点、呕胀点、小肠点、脾点。

胃肠之气宜降不宜升，嗳气是胃肠病之首要表现。常嗳，其病严重，偶嗳，不可麻痹，不嗳，方是健康。施用本方可以胃肠点、呕胀点、小肠点、太渊为重点，长期坚持，必有良效。

2006年7月19日

治疗呕吐的穴位（手穴）

治疗呕吐取以下穴位：列缺（肺经）太渊（肺经）大陵（心包经）劳宫（心包经）支沟（三焦经）、前头点、胃肠点、呕胀点、脾点。

呕吐是急慢性胃炎的典型症状，比腹泻难治，手穴治呕吐效果好，以上穴位可同取。妊娠呕吐，取呕胀点。

对慢性胃炎，以20天为1疗程，可压2～3疗程，以根治为佳。

2006年7月20日

大便失禁取穴（手穴）

治疗大便失禁取太渊（肺经）、脾点、头顶点、小肠点、大肠点。

对老年人来说大便失禁比便秘威胁更大。其重点穴是头顶点与脾点，亦可配用以指隔衣压脐眼，自然呼吸100次以计时。

2006年7月21日

治疗腹痛取穴（手穴）

治疗腹痛取鱼际（肺经）胃肠点、大肠点、小肠点、三焦点、脾点、前头点。

通则不痛，不通则痛，故要重视顺理其气，要视腹痛的位置取穴；上腹痛，取胃肠点；下腹痛，取大肠点、小肠点、脾点、前头点、三焦点、鱼际则有综合治理作用。取中、强刺激或强刺激，根据腹痛情况而定。

食欲不佳取穴（手穴）

治疗食欲不佳取二间（大肠经）、前头点、脾点、三焦点、命门点、小肠点。

人要有旺盛食欲，身体方能健康，因人以食为天。脾为消化之主管，前头点分管消化系统，三焦有综合调节之作用，命门火强，消化力则强，小肠供给人体百分之百的营养。

◀ ◀◀ 2006年7月23日

治疗腹泻取穴（手穴）

治疗腹泻可取：胃肠点、小肠点、大肠点、肺点、脾点、三焦点、前头点、腹泻点。

其中肺与大肠相表里，又主气，脾主管运化与消化，三焦有综合作用，前头点分管消化系统，其它穴位均有直接止泻作用。

手穴之其他传统穴，未必有止泻功能，故未配。

2006年7月24日

治疗胃痛取穴（手穴）

治病胃痛可取：胃肠点、前头点、脾点、三焦点。亦可配外胃肠点(新穴名落零五)，可治胃痉挛。

胃肠点是主穴，不仅可治胃病，亦治肠炎，长期按摩，不仅可治胃病，亦可预防胃痛。脾点常压，有增强消化功能，亦可防胃痛。

2006年7月25日

治疗菌痢取穴（手穴）

治疗泄泻脓血取穴：劳宫（心包经）大肠点、小肠点、肺点、前头点、三焦点。

治疗菌痢可取耳穴：小肠、大肠、上、下颌、神门、肾上腺、内分泌、皮质下、枕，有奇效。手穴则有配合作用。如耳穴作用不佳，则配上述手穴。手穴亦可作为菌痢痊愈后的保健之用。

治疗肠鸣取穴（手穴）

治疗肠鸣取：前头点、小肠点、大肠点、脾点、三焦点、胃肠点。

肠鸣是消化不良或肠类炎症、肠胀气的表现，胃肠之气宜下行，不宜上行，小肠供给人体百分之百的营养，脾为消化与运化的主脏，前头点在手穴中分管消化系统，故此三穴应为主穴。三焦应有综合治疗消化病功能，也应予重视。老年人易生直肠病，故肠道保健，不可大意。

2006年7月27日

治疗便秘取穴（手穴）

治疗便秘取：外关（三焦经）、支沟（三焦经）、脾点、大肠点、小肠点、三焦点、头顶点、前头点。

便秘是老年人之常见病，三焦经有综合调节消化之功能，故取三焦经两穴，严重者可两穴同取，一般可取一穴。此外脾点、小肠点、头顶点，亦是重点。

便秘要特别注意食疗、多吃蔬菜水果，不吃油炸、辛辣食品，切记！

治疗脾胃虚弱取穴（手穴）

治疗脾胃虚弱取：脾点、胃肠点、头顶点、大肠点、小肠点、前头点、三焦点、心点。

脾土为后天之本，故对人体健康至关重要，利用手穴健脾胃，是要诀之一。可以脾点、胃肠点、小肠点、头顶点、心点五穴为重点。火生土，心为脾之母，头顶点代表大脑皮层，为人体总指挥部，小肠供应人体全部营养，故而重要。

2006年7月29日

治疗脾脏肿大取穴（手穴）

治疗脾脏肿大取：脾点、头顶点、前头点、三焦点、心点、劳宫。

脾是消化之帅，其病要高度重视，以脾点、头顶点、心点为重点。脾脏是病变部位，又处于帅座，头顶点是总指挥部，火生土，心为脾之母，又是帝位，故要重视。前头点、三焦点、劳宫，有综合的辅助作用。

脾脏肿大，须弄清病因，从而采取根治措施，不可麻痹大意。

治疗急慢性胃炎取穴（手穴）

治疗急慢性胃炎取：胃肠点、脾点、小肠点、肺点、三焦点、头顶点、前头点、劳宫、内关。

以胃肠点、脾点、肺点、前头点为重点。相对地说胃炎比肠炎治疗难度大，压手穴如不能迅速好转，可加配耳穴，参考手穴取，并加神门、交感、肾上腺、内分泌。

2006年7月31日

治疗胃神经官能症取穴（手穴）

治疗胃神经官能症取：胃肠点、肝点、神门、三焦点、头顶点、前头点、后头点、偏头点、心点。

因此症系胃神经问题，除了取胃肠点之外，还得取多个脑穴。要注意保持最宝贵的平常心，胃有小大脑之称，对情绪极为敏感，切忌抑郁与忧愁、恼怒，和为贵，和谐为贵，平安为贵。

治疗胃溃疡取穴（手穴）

治疗胃溃疡取：胃肠点、神门、脾点、肺点、三焦点、头顶点、心点、小肠点。重点穴是胃肠点、脾点、肺点。脾主肌肉，肺主皮毛，两者对愈合溃疡面有用。心是帝穴，头顶点是指挥部，小肠是心之外交大臣，三者理应参战，共消内患。

有云：溃疡与人之情绪有关，应心境平和、愉悦，切记不可背上包袱。

2006 年 8 月 2 日

治疗十二指肠溃疡取穴（手穴）

十二指肠溃疡取：小肠、神门、脾、肺、头顶点、后头点、三焦、胃肠点。

以小肠、脾、肺为重点。小肠是病区、脾主肌肉、肺主皮毛，两者可愈合溃疡面，后头点抗炎症，神门、三焦、头顶点有综合医疗作用。

只要长期坚持按摩，定有效果，痛感强，作用好，痛感会随病愈而减轻。

2006年8月3日

治疗胃痉挛取穴（手穴）

治疗胃痉挛取：胃肠点、落零五、神门、三焦点、脾点、前头点、头顶点、后头点。

其中，落零五是专治胃痉挛之新穴，胃肠点通治各种胃病，其他诸穴则有综合治疗作用。胃痉挛是剧痛，如效不显，可加配双足三里，或加配耳穴交感。

2006年8月4日

治疗胃下垂取穴（手穴）

治胃下垂取：胃肠点、三焦点、头顶点、肝点、神门、脾点、胃（平鱼际穴偏内）。

以胃、胃肠点、头顶点、脾点为重点。本病是顽固慢性病，是气虚而引发，头顶点是人体总指挥部，应有上升内脏之功；三焦调节上、中、下焦之气机：肝主筋、筋强则内脏不坠；神门有镇静安眠作用，有助于提神与治病，坚持下去，就是胜利。

2006年8月5日

治疗慢性胆囊炎取穴（手穴）

治疗胆囊炎取：胆（在少府穴之下）、肝、三焦点、肺点。

胆囊炎也是顽固的慢性病，肝与胆相表里，故配肝，三焦有调节上、中、下焦功能，故对镇痛有利，肺主皮毛、司气，故对愈合炎症面有效。

要很好注意饮食，勿食辛辣、油腻食物，勿食过饱，亦不宜过饥。

2006年8月6日

治疗慢性胰腺病取穴（手穴）

治疗慢性胰腺炎取：胰、三焦点、神门、头顶点、前头点、偏头点、后头点，胰可在手掌大鱼际下端压痛取点。

此病是顽固慢性病，且痛苦与哆嗦现象严重，如单用手穴疗效欠佳，可加配耳穴，参考手穴取，并加交感、耳中。体穴可考虑配双足三里或双内关。

2006年8月7日

治疗胃肠功能紊乱取穴（手穴）

治疗胃肠功能紊乱取：胃肠点、大肠点、小肠点、三焦点、脾点、头顶点、前头点、偏头点、后头点。

胃肠功能紊乱，常见于某些大病如菌痢、急性胃肠炎痊愈之后，很难治好。应以胃肠点、小肠点、三焦点、脾点、头顶点为重点。胃肠点兼及胃肠，三焦有理顺上焦、中焦、下焦气机之功能，小肠百分之百供给全身营养，头顶点为人体总指挥部，坚持下去，就是胜利。

2006年8月8日

治疗过敏性结肠炎（取手穴）

治疗过敏性结肠炎可取：大肠点、小肠点、三焦点、肺、脑点、头顶点、前头点、偏头点、后头点。

此病比较顽固，如不理想，可加配耳穴，参考手穴取穴，并加交感。本压手穴方，重点是集中取脑穴，是想加强大脑这个总指挥部对结肠的控制，三焦有综合作用，肺消炎作用较好，只有长期坚持，才能胜利，绝不可半途而废，有大反复，则难治矣！

2006年8月9日

治疗酒精中毒取穴（手穴）

治疗酒精中毒取：鱼际、后头点、前头点、头顶点、偏头点、肝点、脾点。

酗酒直接损及肝脏，甚至有丧命之危。鱼际可治醉酒，故是重点，压肝是保肝之意，脾帮助运化，所有脑穴均有清神醒脑之效。但最根本之问题则是不要酗酒，不听劝者，其命不久矣！

2006年8月10日

治疗胆道蛔虫取穴（手穴）

治疗胆道蛔虫取：三焦点、神门、胆、胰、肝、十二指肠、胃肠点。

此病为急症，应急送医院急救。而在偏僻交通闭塞区，可用本法急救。效不显，可配耳压，取穴同手穴，加配交感。体穴可用双胃肠点配双足三里，我在定远治一例，一小时后止痛，安然入睡。这样就有足够时间送医院检查与治疗了，千万不可麻痹大意。

治疗胆石症取穴（手穴）

治疗胆石症取：三焦点、神门、胆、胰、十二指肠、头顶点。

此病是比较顽固之病，如效果欠佳，可配耳穴，除参照手穴取穴外，可加配交感、肾上腺、内分泌、枕等穴。用本法属保守疗法，能减轻与改善各种症状，严重者仍以手术为宜，勿误。如在山区或偏僻地区，本法可以救急，而后从长医治，不可马虎大意。

2006年8月12日

治疗慢性阑尾炎取穴（手穴）

治疗慢性阑尾炎取：阑尾、三焦点、神门、大肠点、肺点、头顶点、后头点。急性阑尾炎，应急送医院手术治疗；慢性阑尾炎，可用本法施治，如不理想，也应动手术。

配耳穴，可加配交感、肾上腺、内分泌、枕、皮质下。体穴可配双阑尾穴，穴在足三里穴下五分处，可压痛取点。

手术后，施用本法，能加速恢复健康。

2006年8月13日

治疗肝炎取穴（手穴）

治疗肝炎取：劳宫、肝点、偏头点、头顶点、脾点、三焦点、神门。以肝点、偏头点、三焦点为主穴并可考虑配耳穴与捏脊，耳穴除参考手穴取穴外，加配肝阳1与肝阳2、交感、肾上腺、内分泌、枕。捏脊可从下向上捏，一天可捏1～2次，每次捏5遍，捏脊对治肝病特效，一定要坚持下去。

2006年8月14日

治疗肠结核取穴（手穴）

治疗肠结核取：大肠点、小肠点、三焦点、神门、前头点、头顶点、偏头点、后头点、肝、胃肠点。

本病是顽固慢性病，可考虑配耳穴，取穴参考手穴，加配交感、内分泌、上、下颌。上、下颌对付菌痢特效，试用对付肠结核。体穴可配双足三里、双三阴交。

本病未曾治过，依医理而选此方。

治疗胰腺型胃溃疡取穴（手穴）

治疗胰腺型胃溃疡取：胃、胰、三焦点、神门、脾点、头顶点、前头点、偏头点、后头点。

此病亦为罕见之病，要经医院确诊而后治，如手穴效果不理想，可配耳穴，参考手穴取，加配交感、肾上腺、内分泌。

胃有人体小大脑之称，本方除以脑穴为重点之外，患者必须放松情绪，保持最宝贵的平常心，切记不可背包袱。

2006年8月16日

治疗喘咳取穴（手穴）

治疗喘咳取：少商、列缺、太渊、鱼际、商阳、阳溪、神门、少泽、前谷、气管点、咳喘点、肺点、头顶点、后头点。

因心、肺两经通到手上，因而手穴实为治咳喘之特效穴，而且效果稳定，长期坚持下去，必有佳音。如效果不理想，可配脚穴，脚穴可参考手穴，在相应部位去取。

2006年8月17日

治疗咳血呕血取穴（手穴）

治疗咳血呕血取：鱼际、太渊、神门、前谷、肺点、气管点、脾点、头顶点。

其中，鱼际止血特灵，刺双鱼际，强刺激，吐血、呕血立止，用指压或棒压，鱼际可为重点。脾统血，脾不统血，血则妄行，故脾点也是重点。吐血、呕血是急症，本法可用于交通闭塞山区，急救后，宜急送医院抢救，勿误。

2006年8月18日

治疗感冒取穴（手穴）

治疗感冒取：鱼际、神门、少府、二间、商阳、合谷、肺点、气管点、咳喘点、哮喘点、前头点、头顶点。

重点可取合谷、肺点、气管点。咳嗽严重，加咳喘点。哮喘发作，配哮喘点。

此病为常见病、多发病，常压手掌肺线诸穴，可以预防。另百会为治感冒特效穴，压百会2小时，可1次压愈。

治疗咳引尻痛取穴（手穴）

治疗咳引尻痛取：鱼际、坐骨点、会阴点、脊柱点。

此病少见，未曾治过，应是一种咳嗽并发痛症，主穴应是鱼际与坐骨点。鱼际是呼吸系要穴，除止吐血作用特好之外，止咳作用也很好又治酒病，镇静安眠作用亦好。其潜力要重视挖掘与发挥。

2006年8月20日

治疗感冒发热无汗取穴（手穴）

治疗感冒发热无汗取：商阳、合谷、阳溪、前谷、腕骨、阳谷、大陵、劳宫、支沟、肺点、头顶点、心点。

发热而无汗，是使人十分痛苦的。肺主皮毛，头顶点即耳穴的皮质下，两穴是退热之主将，合谷主攻感冒，此三穴应为重点，其他诸穴可起配合作用。

防胜于治，常压手穴肺线，可防感冒。

治疗鼻塞及鼻炎取穴（手穴）

可取：前谷、合谷、劳宫、前头点、肺点、气管点、咳喘点、哮喘点。

鼻炎是顽固的常见病，幼年易治，压耳穴内鼻、额穴即可，压2～3周。成年后难治，可依本方压手穴，以合谷、前头点、气管点为重点，其他穴可辅助。如效果欠佳，可加配耳穴，取内鼻、神门、额、肾上腺、内分泌、皮质下、枕穴。

坚持下去，曙光在前。

2006年8月22日

治疗胸闷取穴（手穴）

可取：心点、胸点、肺点、气管点、头顶点、后头点、神门、内关、外关、三焦点。

胸闷，既可因呼吸系统有病引起，亦可因心脏有病而引起，因病而异，可取不同重点穴：呼吸系统以肺点、胸点、气管点、头顶点为重点；心脏引起以心点、胸点、头顶点、内关为重点，严重缺氧者应送医院急救。×形法可取双脚三、四趾关节一寸后“高升点”，压痛取点。

治疗胸痛取穴（手穴）

可取：胸点、心点、肺点、神门、三焦点、头顶点、后头点。

胸痛，有可能是心与肺或外伤引起，故要搞清病因。如系心脏有病，则以胸点、心点、头顶点为重点；是肺部病则以胸点、肺点为重点；是外伤，则以胸点、神门、后头点为重点。

脚上三、四指后的“高升点”特灵，可以左病右取，右病左取法，取指压。压痛取“高升点”。

2006年8月24日

治疗支气管炎取穴（手穴）

可取：气管点、肺点、脾点、肾点、头顶点、后头点、咳喘点、哮喘点、合谷、神门。

此病为比较顽固的慢性病，要注意培本固元，长远打算。以肺点、气管点、脾点、咳喘点或哮喘点为重点。如光压手穴效果不显，可配耳穴与脚穴，耳穴取肺、气管、神门（痰多则不用此穴）肾上腺、内分泌、皮质下、枕、交感、平喘、脾、肾。脚穴参照手穴取。